生きとってもしゃーない
と、つぶやく
96歳のばあちゃんを
大笑いさせた
お医者さん

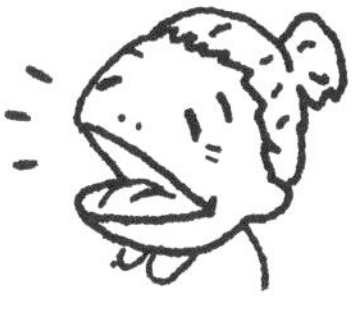

患者と家族の心を
よみがえらせる医療

YUSABUL

はじめに

私は病院が嫌いだ。これまでも嫌いだったし、これからも嫌いだ。できることなら一生関わり合いたくない。

痛いのはイヤだし、怖いのもイヤだ。病院で子供たちが火のついたように泣いているのを「そりゃそうだよな」と心の底から思う。

そもそも医師と向かい合う時間が、苦痛で仕方がない。黒くて丸っこい、クルクル回る小さな椅子に座って、医師と膝を突き合わせる。医師は難しい顔をしてパソコン画面を見ている。私は膝に乗せた両手をギュッと強く握り、次の一言を、息を潜めて待たなくちゃいけない。あんなに憂鬱な時間はない。

「何も問題ありません」と言われれば、その場で小躍りしたくなるが、「もうちょっと詳しく検査してみましょうか」と言われると、さっき食べたラーメンを全部吐きそうになる。

患者側からすると、医者というのは神様とか天使のように見える時もあれば、地獄の使者のように見えることもあるものだ。

逆に医師は、患者に対してどんな気持ちを抱いているのだろうか？　「今日はどうされましたか？」「この前の検査結果ですが」「お薬変えてみましょう」といった言葉の裏で、本心では一体何を考えているのだろうか？　以前、ふと想像してみたことがある。

こんな軽い症状でわざわざ来やがって。
なんでもっと早く診せに来なかったのよ。
この患者で新薬を試してみたいなぁ。
この人、なんとか助けたい。
あーあ、今日も昼飯抜きか。
息子の運動会、来週だっけ？
忙しすぎる。俺が病気になりそうだよ。
今度の教授選、どうなるかなぁ。
元気になってくれて良かった！
この患者さん、そろそろ減薬していこうかしら。
この検査結果じゃ、先は長くないなぁ。

なんで呑むんだよ！　あんた死にたいのか！

この人、どうして治ったんだろう？　全然わかんないわ。


私は恐ろしくなって、これ以上想像するのをやめた。知らぬが仏だ。ドラえもんに会えたとしても、人の心が読める機械だけはお願いしたくない。

そう思う反面、職業柄、私はこれまでさまざまな医師や看護師など医療従事者に取材をしてきた。それは当然のことながら、病気や怪我そのもの、あるいはその治療に関する取材であって、当人の胸の内に迫るようなものではなかった。

インタビューをするたびに（この人、本心ではどう思ってるんだろう?）という思いが、しんしんと雪のように降り積もっていった。

いつか、医師の胸の内に迫ってみたい。怖いけれど、本心を聴いてみたい。そんな思いを人知れず抱えていた私に、2019年の暮れ、チャンスが訪れた。

統合医療によるがん治療で有名な医師への取材が決まったのだ。しかもその医師は、かつて自身ががんを経験していた。

雑誌やネット記事ではなく、書籍の取材のため、長丁場になった。おかげでじっくり向き合う時間が確保できた。しかもその医師は、おしゃべりが好きで、よく笑い、人懐こい性格だった。失礼を承知でぐいぐい迫る私を、おおらかに受け止めてくれた。
厚労省によると、令和2年12月31日における全国の届出「医師」の総数は339、623人。令和5年現在も34万人前後だろう。ものすごい数の分母だ。そんな確率の中で、この医師に逢えたこと、取材ができたことは、あらためて感慨深いものがある。

私の妻は本を読まない。作家の嫁なのに読まない。そういう人だから結婚したいと思ったし、一緒になって正解だった。何を書こうがご自由にどうぞ、というスタンスがとても楽だ。

そんな彼女の「で、どんなお医者さんなの?」という問いに一言で返すなら「変なお医者さん」。そしてもう一言付け加えるなら「俺は好きだけど」だ。

目次

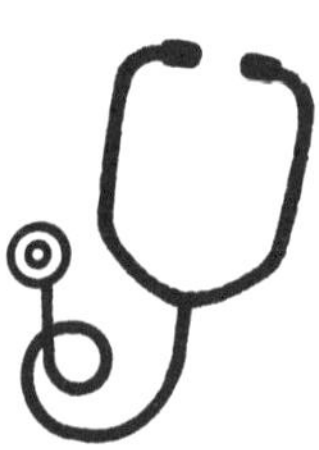

カバー・本文デザイン　福田万美子／フロッグキングスタジオ
本文DTP　有限会社タダ工房
イラスト　福島タカユキ
協力　船戸クリニックの皆様

第1章

ニーゴッパ～岐阜

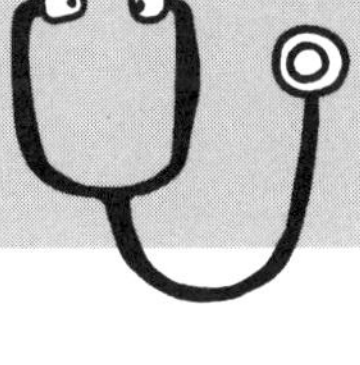

命の道

　国道258号線は、北は岐阜県大垣市、南は三重県桑名市を結ぶ一般国道である。木曽三川のひとつ、揖斐川と並走するように伸びており、名神高速や東名阪白動車道と連絡している。地元民はこの道を「ニーゴッパ」と呼ぶ。

　1982年。9月だったか、10月だったか。夏の終わりの夕暮れ時。当時、小学3年生だった私は、「ニーゴッパ」沿いの救急病院の駐車場をあてもなく歩き回っていた。車止めのブロックからブロックへぴょんぴょんと飛び移ったり、落ちたアメ玉に群がるアリをじっと眺めたり、身の置き所を探し回っていた。

　そしてふと思い立ったように、病院のエントランスをくぐり、待合室へ入っていった。すると私を背後から追い抜いて行った看護師が『診察室①』へ、矢のように飛び込んでいった。その際に開いたドアの隙間から、室内の音が漏れてきた。医師の怒鳴り声のようなもの、看護師同士の指示の出し合いのような、とにかく騒然とした様子が、当時8歳の私にも伝わってきた。

　『診察室①』の白い診察ベッドには、私の父が横たわっていた。心筋梗塞で死線をさまよっていたのだ。病院のスタッフは総出で、父を助けようとしてくれていた。しかし状況はかなり厳しく、一刻の猶予も許されていないようだった。小学3年生でも感じ取ることができる、張り詰めた緊張感。私はその空気に耐えられなくなって、再び駐車場へ飛び出していった。

夕陽が養老山脈の向こうに隠れようとしていた。病院の白壁、駐車場のアスファルト、ニーゴッパを走る車、視界に飛び込んでくるすべてが茜色に染まっていた。薄めた血のような色合いが、少年の胸を締め付けた。

下唇を噛んだ。強くつむった目から涙が溢れ出した。

「死んでまうかもしれん。どうしょう。どうしょう。どうしょう。」

考えても考えても何をどう考えていいのかわからなかった。私は落ちているアメ玉を、群がるアリごと踏みつけて粉々にしてやろうかと思ったが、むしろ絶対に、そんなことはしてはいけないとすぐに思い直した。もしも今、車がニーゴッパから病院の駐車場へ入ってきたら、私はアメ玉に群がるアリたちを守るために、車を追い返さなければならない。絶対に守らなくてはならないと誓った。アリを守れなかったら父ちゃんは死ぬ。守ることができれば父ちゃんは助かる。そんな勝手な設定をして、ニーゴッパを走る車一台一台をにらみつけた。迫る闇に灯り始めたヘッドライトとテールランプが涙で滲み、白と赤の大きな光が瞳の内側で瞬いた。

暗がりの中を、こちらに歩いてくる人影。母、祖母とともに診察室に詰めていた祖父だった。「死んじゃう?」と聞くのが怖かった。「死」という言葉を発するのが怖かった。何も言えずに立ち尽くす私の頭を、祖父は乱暴に撫でた。

「がんばっとるでな。もうちょっと待っとれ」

「……うん」

祖父は受付横の自販機で買ってきてくれたであろう、パックのいちご牛乳を差し出した。私はそれを一気に飲んだのか、1時間かけて飲んだのか、あるいはほとんど飲まずに捨ててしまったのか、覚えていない。夕陽が完全に沈み、月がはっきり主役になった頃、父が一命を取り留めたことを知った。


以来、私は死を過剰に恐れる子供になった。半年が過ぎても、授業中にそわそわして席を立ってしまう。父がまた倒れてしまうのではないか。今度倒れたら、今度こそ……○んでしまうのではないか。発音したくもなかった。気が気じゃなかった。「どうしたの? おしっこ?」と先生に言われ「うん」と答えて教室を飛び出し、校門を出て家に向かって走り出してしまったこともあった。授業が終わると毎日、涙をこらえて走って家に帰った。自宅に併設された小さな薬局で父が接客している姿を見ると、私はようやく胸を撫でおろすのだった。

ニーゴッパ沿いの病院で父が九死に一生を得てから16年後。1997年の大晦日。パカパカが登場する前の、家電の子機のような形のガラケーが鳴った。バリ3のアンテナ表示の下に『ジッカ』の文字。この頃、私は東京で荒れた生活を送っており、帰省するつもりはなかった。電話に出る気すらなかったが、年の瀬だし、まぁ久しぶりに親の声でも聞いてやるかと通話ボタンを押した。

「なんか用か？　正月は帰らんぞ」

「……ちがうちがう……ちょっとね……おじいちゃんがね……事故にあってね……」

電話の向こうの母の声は震えていた。

「ああ？　事故ぉ？　どこで！　じいちゃんが？」

「ニーゴッパで……」

「ニーゴッパ……じいちゃん、怪我ひどいんか？　どうなっとんや！」

電話口には母に代わって父が出た。

「……おじいちゃんは集中治療室……おばあちゃんのほうも怪我はしたけど命は助かっ

た……」

「え！　ばあちゃんも？　なんや、それ！　帰る！　今から帰る！」

私は最終に近い新幹線に飛び乗った。

祖父はＩＣＵに入ってはいなかった。事故現場で即死だったのだ。東京から大慌てで帰ってくるであろう息子の精神状態を案じて、父は電話で嘘をついたのだった。そんなやさしい嘘に怒りが湧くはずもなく、ただただ最愛の祖父がもうこの世にいないという事実を受け入れられず、孫は呆然となった。涙も出なかった。

軽トラを運転していた祖父は、路上駐車の車を避ける形で、花屋の駐車場からニーゴッパへ出た。対向車は、車の陰から現れた祖父の軽トラを避けきれなかった。運転席側はぺしゃんこに潰れ、祖父は即死。助手席側の祖母は大怪我を負ったが、死線をくぐり抜けたのだった。


自他ともに認めるおじいちゃん子だった。ゴリラのような容姿で喧嘩とギャンブルに明け暮れる豪快な祖父だったが、孫にはデレデレだった。４歳の頃、祖父は補助輪付きの自転車を買ってくれた。軽トラの荷台にピカピカの自転車を載せてロープで縛り付け、いざ帰宅しようとするのだが、私が自転車から降りようとしない。「もう買ったんや。

おまえのもんや。家に帰ったら好きなだけ乗ったらええ」。そう説得されても、私のお尻とサドルは根っこで繋がったようになっていて、絶対に降りないと泣きわめくのだ。困り果てた祖父は、そのまま車を走らせた。私は荷台の上に載せられた自転車に跨ったまま、大声で仮面ライダーを歌った。沿道の人たちが指をさして大笑いしていた。

思い出の中の祖父はやさしすぎた。幼い私を抱き上げて頬ずりし、自転車の思い出話をしては大笑いし、私が子供同士の相撲や喧嘩に勝ったと報告すると、手を叩いて喜んでいた。

あんなにかわいがってもらったのに、俺は東京ででたらめな生活を送って、丸2年も帰省せなんだ。バチが当たったんやー。怒りが悲しみを追い抜いて、私は太ももを強く殴った。泣けなかった。泣けるわけがなかった。あの日、救急病院の駐車場でパックのいちご牛乳をくれ、私の頭をわしわしと撫でてくれたやさしい祖父が突然、あの世へいってしまった。そんな理不尽を受け入れられるわけがなかった。

「早く送ってあげよう」と近所の方々が協力してくれ、正月早々に通夜葬儀が営まれた。最期まで人騒がせな人だった。祖父が斎場の煙突から煙になって空を昇っていく頃、祖母は包帯ぐるぐる巻きで入院していた。担当医が「精神的なショックを与えないでください」と強く忠告したため、祖父の死はしばらく伏せられた。私たち家族は祖母を励まし続けた。

「ばあちゃん。頑張ってな。はよう元気になってな」

祖母はそれには答えず、祖父のことをたずね続けた。

「おじいちゃんは？　どうしとる？」

押し黙る母と私の代わりに、父が苦し紛れに言った。

「……おじいちゃんも頑張っとるから、おばあちゃんもはよう元気になって」

その後も私たち家族は嘘をつき続けた。祖父の葬儀を終え、祖母の見舞いに訪れてくれた近所の方々も口裏を合わせてくれた。やさしくて、あまりにも切ない嘘の中で、包帯姿の祖母は横たわっていた。

やがて祖母が回復し、医師のゆるしが出ると、父が本当のことを告げた。祖父はもう御骨になったということを。

「みんなが嘘言うとるなんて、そんなもん、わかっとったに決まっとるやないの！　アハハハハ！」

祖母は笑い飛ばした。

「おじいちゃんは即死や。私の隣で血まみれやったもん。息もしとらんかった。ああ、死んだな。すぐにわかったわ！　あたしはね、おじいちゃんの葬式はちゃんと済んだかどうかを聞きたかったの！　それをあんたら、下手な嘘ばっかり。アーハハハ！　あーおかしい。あー、おもしろい！」

祖母は涙を拭いながら笑っていた。

笑う医師

祖父の死から22年後の２０１９年12月末。コロナ禍直前の冬。私は出版社から、ひとりの医師を取材してほしい、と電話で依頼された。

「がん患者さんをたくさん診ている、お医者さんの本を書いてみない？」

「外科医ですか？　内科医ですか？」

「もともと外科医で、今は統合医療の先生だね。外来診療も在宅医療もやってるよ」

「そうですか。で、どんな本をお考えなんですか？」

「なぜがんになるのか？　どうすれば再発転移を防ぐことができるか？　術後の生活習慣はどんなふうに改めればいいのか？　こういう内容を1冊にまとめたいんだけどね」

そんな本はこれまでにもたくさん出版されている。よくある内容だ。差別化しなければ必要とされない。

「とはいえ、そういう本はいっぱいあるわけだよ。だから差別化しないとね」

私の心の声が聞こえていたようだ。

「実は、その先生自身が昔、がんを患ってるんだ」

「ご自身が……」

「この本のきもは、お医者さん自身ががんに罹ったってことなんだ。がん宣告を受けて、手術も経験して、再発転移防止のための治療を13年経った今でも続けているんだよ。つまり、医師としてはもちろん、13年間再発していないサバイバーとしても語ることができる。これは強いよ」

「それは、確かに説得力がありますね」

「ちなみにねぇ……岐阜県のお医者さんだよ」

「えぇえっ！　僕も岐阜出身なんですが！」

「そうなの？　そりゃ偶然だねぇ！　このお医者さんはねぇ。岐阜県の……」

電話の向こうの編集長は、クリニックの所在地をパソコンで調べているようだった。

「……養老町、ってところのお医者さんだね」

私は思わず「よーろー！」と短く叫んだ。

「養老町って知ってるの？」

「知ってるも何も！　僕の実家の隣町です！　車で15分ですよ！」

「ほおお！　こんな偶然あるんだねぇ！」

驚いた。この広い日本に、医者はごまんといるわけで。まさか18歳まで過ごした実家の隣町の医師だとは、本当に驚いた。

電話を終え、グーグルマップで所在地を調べると、国道沿いにクリニックが映っていた。

「ああ……ニーゴッパ沿いなのか……」

かつて父が死線を彷徨い、祖母が大怪我を負い、祖父が逝った道。ニーゴッパという響きは数十年経った今でも、胸の奥にかすかな痛みを生む。

「でもなぁ……ニーゴッパ沿いに、こんな病院あったっけ？」

私には、このクリニックの記憶がまったくなかった。所在地の住所は、自転車で、車で、何度も目の前を通り過ぎているはずなのに。調べてみるとクリニックは１９９４年開院。私はその前年に上京していた。入れ違い。どおりで記憶にないわけだ。

とはいえ、縁を感じずにはいられなかった。上京してから25年後に、ニーゴッパ沿いの病院の医師を取材することになるなんて。運命論みたいなものはあまり好きではないが、さすがに感慨深かった。

私はさっそく、〝船戸崇史〟を検索した。公式ホームページをはじめ様々なインタビュー記事や患者さんのブログなどを覗いてみた。口ひげをたくわえた医師は、どの写真でも笑顔を浮かべていた。

私はちょっと警戒心を強めた。笑顔というものをいまいち信用できないのだ。第一印象が良いというのは大切なことだが、良すぎる人を私はあまり信用しない。これまで様々な人を取材してきたが、第一印象が良すぎる人、特に面白いこともないのに眩しいほどの笑顔をつくる人というのは、中身を知れば知るほどがっかりすることが多かった。ある政治家は「毎日、鏡の前で笑顔の練習してんだよ」と自慢げに語る、その目が笑っていなかった。

もちろん、笑顔がやさしくて人柄も良いという人もいた。でも経験上、少なかった。特に政治家、医師、弁護士、大学教授をはじめとした教育関係者など〝先生〟と呼ばれる職種では、満面の笑みの下に黒い腹を隠し持っているタイプが多かった。逆に、ニコリともしないような人、ぶっきらぼうな人、そっけない人が、不器用さの裏にやさしさを秘めていた、というパターンが少なくなかった。

船戸崇史という医師の写真は、ことごとく笑顔だった。立派な口ひげが、怪しさを倍増させていた。

「うわぁ……ニコニコの医者かぁ……典型的にあやしいな、こりゃ」

いまだ胸の奥にかすかな痛みを覚える「ニーゴッパ」。私にとって特別な意味を持つ〝命の道〟。その道沿いの医師には、できれば笑っていてほしくはなかった。高倉健のような実直な雰囲気までは求めないが、ちょっと無骨なくらいでいてほしかった。よりにもよって、ニコニコ印の医者かぁ……。

令和二年（2020年）正月。私は妻を伴って帰省した。両親と祖母に会いにきたのだが、もうひとつ目的があった。患者のふりをして、クリニックを偵察しようと思ったのだ。なにせ実家からニーゴッパを車で15分の距離なのだから。とはいえここ数年、風邪のひとつもひいていないから「足首を曲げるとポキポキ音がします」とか、適当なことを言って初診を受けてみようと思った。もしも混んでいて本人に会えなくても、待合室にしれっと座って、院内の雰囲気を嗅ぎ取ってくるだけでもいい。

切り抜き

偵察に出る前に、実家から車で5分の祖母の家へ寄った。仏壇の中の祖父の遺影に手を合わせた後、祖母に新年の挨拶をした。

「ばあちゃ〜ん、あけましておめでと〜」

「んー、今年は帰ってきたんか」

祖母はそう言ったきり、頬杖をついてテレビを観ていた。やがてため息をつき、リモコンをバチバチ押してザッピングした。

「ろくな番組やっとらん」

「あいかわらず、つまんなそうな顔しとるわ。正月くらい楽しくいこうや」

「また年越えてまった……お迎えがなかなか来んわ」

「そう言っとる人ほど長生きするもんや」

「こんなに生きとってもしゃーないわ。つまらんもん」

90歳を越えたあたりから「つまらん」は祖母の口癖になっていた。

「なんにもおもしろいことない。あーつまらん」

この時、2020年年始。振り返ればコロナ禍の直前であった。祖母に、いや世界中に、この後さらなる〝つまらん日々〟が訪れることになるとは。

「いま何歳やったっけ?」

「93」

昭和2年(1927年)生まれの祖母は、戦争をくぐりぬけ、激動の昭和史を生き抜き、平成を越え、ついに令和へ突入していたのだった。

「元気なもんや。病院なんか無縁やろ？」

「もう15年もいっとらん。はよ、お迎え来てもらおうと思って薬やめたのに、風邪ひとつひかんわ……」

薬をやめれば早く死ねる。そう目論んだのだろうが〝ゆるやかな自殺〟は失敗に終わっていた。唯一服用していた血圧の薬を止めたあと、祖母は明らかに体調が上向いていた。

「おじいちゃんが死んで……もう22年や……あたしだけ、こんなに生き残ってまったわ。もっと早う逝く予定やったのになぁ」

「ハハハ！　あきれるくらい長生きしてんなぁ。もう人間に飽きたか？　今年の干支は子年や。ねずみにでもなるか？」

「ひゃひゃひゃ！　なれるもんなら猫がええわ。人間はもうええ。飽きた飽きた。今年こそ逝けますように！」

「おいおい、正月早々そんな祈願すんなて。ほれ、餅でも焼いてくれや」

ストーブの上に餅を並べる祖母に、私は尋ねた。

「そういえばよぉ。隣町の、船戸クリニックって知っとるか？」

「……ああ、船附の病院のことか」

船附？　私はスマホで船戸クリニックの住所を番地まで確認した。岐阜県養老郡養老町船附１３４４。確かに船附という住所だ。〝船〟附にある〝船〟戸クリニック。いやいや、そんなことはどうでもいい。クリニックのことを知っているという祖母に、評判なんかを聞いてみたかった。すると祖母は思わぬことを言った。

「わたし、船附で生まれたでな」

初めて知った。驚いた。祖母は船戸クリニックのある集落で生まれたという。だからクリニックのことを「船附の病院」と即答できたのだ。祖母が生まれた場所にあるクリニック。ますます縁を感じたが、ここはぐっと我慢だ。運命論に酔って仕事をしちゃいけない。

「で、そこのクリニックの評判はどうなんや？」

祖母の答え次第で、仕事を受けるかどうかが決まるかもしれない。「あの病院はヤブや」という返事ならば、もはや偵察に行くまでもない。身内が敬遠するような病院を取材するバカはいない。

「んー、わたし、かかったことないで、わからんわ」

「……そっか」

「そんでも……近所の人が何人か、かかっとるなぁ」

「おお！」

私は色めき立った。ネットで調べたって真相はわからない。口コミサイトの星の数やユーザーコメントなんていくらでも操作されるものだし、同業者の嫌がらせで荒れたりもする。私は以前、口コミサイトで調べて行ってみた歯医者がそりゃもう横柄で、ガッカリしたことがある。ネットは信用できない。忖度なしの地元の生の声が一番なのだ。

「で、近所の人たちはなんて言っとる？」

「まぁ、悪い噂は聞かんなぁ」

「ふーん」

そんな話をしていると、祖母と同居する叔母が帰宅した。年始の挨拶もそこそこに訊ねた。

「おばさん。養老の船戸クリニックって評判どうや？　ヤブか？」

「ああ、船戸さんか。わたし、風邪ひいた時に行ったわ。やさしい先生やったよ。丁寧に診てまったたわ。でも、もう行かん」

「なんでや？」

「混んどるんや、いつも。待合室、人が溢れとるんだもん。あたし、ちょっと風邪ひいただけやのに、2時間待った！　もう行かん！」

やさしい。混んでる。どうやら悪い病院ではなさそうだ。私が叔母と話している間、祖母は何やらゴソゴソ動いていた。チラシでつくった折り紙の小さな物入れを漁っていたのだ。祖母は昔からよく新聞の切り抜きをしていた。地元の高校の甲子園出場を伝える記事や、盲導犬の引退後のエピソードなど、気になる記事をなんでも切り抜いて、チラシでつくった折り紙の、小さな物入れに溜めているのだ。

「さっきから、ゴソゴソゴソゴソ、なにを探しとるんや？」

祖母は切り抜きを一枚一枚、老眼鏡で確認し、やがて一枚を私に手渡した。

「ああ、あった。これや」

2007年（平成19年）11月18日付の中日新聞。【患者と「死」を見つめて】と題された記事だった。要約するとこんな内容だ。

・船戸クリニックでは『フナクリ通信』という隔月刊のフリーペーパーを発行している。そこには看取った患者との心の交流、生と死をめぐる深い思いが、医師やスタッフたちの直筆で綴られている。
・楽しみにしていたコンサートにいけなかった肺がん患者の女性。彼女のために、家族や医師らが一日限りのバンドを結成して開いた〝リベンジコンサート〟。
・「自分の葬式をプロデュースしたい。白い菊ではなく、ピンクのバラに囲まれたい」と語った大腸がんの女性が、有言実行した話。
・このフリーペーパーの編集方針を同院医師の船戸博子が語る。「やりがいのある仕事をし、生き甲斐のある人生を歩んで、最後に〝また会おう〟といって死んでいこう。そんなクリニックの理念を込めています」。

記事を読み終えた私は、祖母にたずねた。

「これ、なんで切り抜いたんや？」

「だって、ええこと書いてあるがね」

「うん、確かに」

私が記事をもう一度読み返していると、祖母が言った。

「なんや？　そこの先生を取材するんか？」

祖母の問いに、私は決断した。父と祖母が死線を彷徨い、祖父が逝った〝命の道〟沿いの病院。祖母が生まれた集落に建つ病院。祖母が切り抜いていた13年前の新聞記事に取り上げられていた病院。まるで麻雀の役が揃ったような状況を前に、私は偵察をやめることにした。笑顔が過ぎる医師への警戒心は残っていたが、祖母を介した縁の深さが勝った。

「うん。今年はなんべんも岐阜に帰ってくることになりそうや」

夜更かし

2020年2月某日。取材初日。私はクリニックへ向かうため実家を車で出て、ニーゴッパを走った。祖父が逝った現場の前を通り過ぎた。事故からしばらくの間は花が供えられていたが、やがて時の流れが花びらを散らしていた。

考えてみれば、日常のありふれた風景のそこかしこには、かつて花が供えられていたのかもしれない。でも歴史を知らない限り、人々はそこを平然と通り過ぎていく。それでいいのだ。かつて、ここで誰かの命が尽きたかもしれないなどと、いちいち感傷的に立ち止まっていたら、一歩も歩けなくなってしまう。長い人類の歴史の中で、人が死んでいない場所など存在しないのだから。わかっている。そんなことはわかっているんだけど、やはり私の胸の奥のかすかな痛みは、いまだ消えることはない。

実家からちょうど15分。あっけなくクリニックへ到着し、インタビュー場所として指定されたスタッフの控室で待機した。あらかじめ総務部のスタッフから「院長は診療時間が長いので、お待たせしてしまうと思います」と聞かされていた。叔母が「混んどるから、もういかん」と言っていたのは、患者の多さもあるのだろうが、一人ひとりに対する診療時間がそもそも長いというのも影響しているのだろう。

約束の時間を25分ほど過ぎた頃、

「いやー！　お待たせしてごめんなさ〜い！　船戸ですぅ〜」

診療を終えた口ひげの医師が、満面の笑みで現れた。少し高めの柔らかい声だった。

「さて。私は何を話せばいいんでしょうか？」

名刺交換もそこそこに、さっそく取材を始められてしまった。医師はせっかちなタイプが多い。特に外科医はそうだ。過去に取材をしてきた外科医のほとんどがそうだった。船戸も例外ではなさそうだった。

「まず最初によろしいですか。今後の取材はすべて録音させていただきます。あとで私が聴き直して、文章化して、先生にチェックしていただきます。書いてチェック、書いてチェックです。そういう形で本をつくっていきますが、よろしいですか？」

「はいはい。結構です。いやぁ、そうやって本ってつくるもんなんですねぇ。いやぁ、おもしろいなぁ。ウワッハッハッハ！」

口ひげの医師は、のっけから笑った。取材開始1分で大声で笑った。

「いやいや、面白いもんですねぇ。でも、そうなると……」

「はい？」

「私の名前で本を出してもいいんですか？　書くのはあなたでしょう？」

これまで芸能人、文化人、スポーツ選手など様々な本の執筆協力を手掛けてきたが、こんなことを言う人は皆無だった。

「私は先生が語ることを文章化する役目、というだけです。先生に語っていただかなければ、私は一文字も書けません。ですから、これはまぎれもなく先生の本です。本職の作家自身が書く本以外、ほとんどの本はこんなふうにつくられています」

「へぇ。そういうもんですかぁ！　いやぁ、おもしろい！　ウワッハッハッハ！」

面白いことを言っているつもりはないのだが、船戸はとにかく笑った。笑顔だけではなく、大声を発して笑った。

「今日は取材初日ということで、先生の経歴や、ご経験から導き出された、がんの再発防止策などをダイジェストで語っていただきます。今後は取材をするたびに、各項目について深掘りしていくつもりです。よろしいですか？」

「は〜い！　お任せしま〜す！　なにを聞かれるのかなぁ。ワクワクですねぇ〜。ウワッハッハッハ！」

ずっと笑っている。

「……あのう……よろしいですか？」

「なーんでもどうぞ～！」


船戸崇史は愛知医科大学を卒業後、岐阜大学第一外科へ入局。その後、西美濃厚生病院、羽島市民病院など岐阜県内の様々な病院をわたり、消化器外科医としてメスをふるい続けた。食道がん、胃がん、結腸がん、直腸がんをはじめ消化器系のあらゆるがんを数えきれないほど切った。しかし、次第に疑問を感じるようになったという。

「外科医として、とにかくがんを綺麗に切り取ることに燃えていました。それが外科医の務めですから。でもどれだけ綺麗に切り取っても、再発して患者さんが病院に戻ってこられることがありました。逆に全部切り取れなかったのに、がんが消滅することもあって……一体これはどういうことだろうと」

悩んだ挙句、船戸はメスを置く。外科医になって11年目のことだった。

「切れるものは切ったほうがいい。この考え方は今でも変わりません。切れない場合もありますし、切れるというのは恩寵ですから。でも、自分のメスではがんに勝てないと思って、外科医としてのキャリアに区切りをつけました。世の中には優秀な外科医がたくさんいます。オペはそちらに任せて、私は〝そもそもなぜ病気になるのか？〟という原点を見つめる医療をやりたいと思ったんです」

西洋医学の根幹をなす対症療法は、水道にたとえられることがある。蛇口から水滴がポタポタ垂れて、床が濡れる。濡れるから拭き取る。ポタポタ垂れる。濡れる。拭き取る。対症療法はいわば、濡れた床をタオルで拭く行為だ。対して根本的な治療というのは、蛇口をしっかり閉めること。そうすればもう水滴は垂れてこない。

蛇口を閉めたいと思った船戸は、クリニックを開業した。西洋医学はもちろん、東洋医学、伝統医療、様々なセラピー、心のケアまでを包括した統合医療を推し進めた。また外来はもちろん、在宅医として訪問診療・往診に勤しみ、地域医療の充実にも注力した。

がん専門のクリニックをうたっていたわけではなかったが、「二人に一人ががんになる時代」ゆえに、船戸は外来と訪問診療の2本立てで、多くのがん患者を診ることとなった。

ところが、35歳で開業してから13年後。船戸自身が腎細胞がんに倒れるのだ。患者に生活習慣の重要性をさんざん説きながら、自身は睡眠時間を削り、スナック菓子で空腹をごまかしつつ激務に身を投じてきた。医者の不養生を地でいく生き方。その代償ががんだった。

「私は治す側の人間であって、罹る側の人間ではない。そんな傲慢さと油断があったんですねぇ」

船戸は医師ではなく、一人のがん患者として死の恐怖に震え、涙し、葛藤の末に運命を受け入れ、手術に臨んだ。腎細胞がんは抗がん剤が効きづらいため、術後は再発防止のための補完代替医療に努めた。

医師として患者に施してきた治療を、今度は患者として身をもって味わったのだ。怪我の功名という表現が正しいかどうか。がんを経験したことで、患者との距離が激変した。がんに怯え、涙し、手術をし、現在進行形で再発防止に努めている医師。それはがん患者たちにとって〝戦友〟といえた。

「がんにならなきゃ、がん患者の気持ちはわからない」

そんなふうに、患者からさんざん言われ続けてきたのだが、罹患後は「実は私もがんをやってるんです」という一言で、患者の顔つきがガラリと変わるようになったのである。

「えー、先生もがんやったの？　って。途端に表情が明るくなって、なかには笑顔になる人もいるんですよ。人ががんになった話を喜ぶなんて、失礼でしょう？　ウワッハッハッハ！」

船戸はそんな患者たちに、自身の経験と反省を踏まえ、以前にも増して生活習慣の大切さを説くようになった。すなわち、蛇口を閉める医療。そもそもなぜがんになったのかという原因を辿り、生活習慣を改善していくものである。船戸は『がんに克つ五か条』を提唱するようになった。

1　良眠生活「睡眠中こそが細胞や組織を修復する時間帯」
2　良食生活「がん体質を変えるための食生活にスイッチ」
3　加温生活「リンパ球は体温1度上がると活性力40％増」
4　運動生活「がんが嫌う酸素を体内に効率的に取り込む」
5　微笑生活「実証された笑いの作用でＮＫ細胞の活性化」

「睡眠、食事、加温、運動、笑い。これはがんに限った話ではなくて、あらゆる病気に対して有効な、当たり前のことですよね。だって、小学生でもわかることでしょう？」

「確かにそうですね」

「でも、当たり前のことを当たり前に実践するのは難しいんですよ。ウワッハッハッハ！」

「当たり前とはいえ、五か条のそれぞれが間違ったやり方だと、効果が半減してしまいますよね？」

「まさにそうです。例えば食事であれば〝がんが嫌がる食事〟を実践していただきたい。それにはどんな食材や調理方法が適しているのか、ということですね。加温にしても、より有効な入浴法があるわけです。そういう細かいところを患者さんに指導させてもらっとるんです」

がんになる以前から、統合医療を用いた船戸のがん治療には定評があった。しかし、自身のがん経験を踏まえた『がんに克つ五か条』はより具体的かつ精緻な内容となり、より説得力を帯びた。結果、船戸のがん治療はさらに広く知れ渡り、東海地方はもちろん、全国から多くのがん患者が訪れるようになったのである。

船戸はひとりのがん患者を例にとった。Ｉさん（男性・当時73歳）は、進行胃がん、多発肝転移、がん性腹膜炎（腹水）、両下肢浮腫。某市民病院で「抗がん剤をやれば余命半年〜１年。無治療で余命３カ月」と宣告され、船戸のもとへやってきた。

「今だから言えますが、私は当時、ＣＴ画像を見て、３カ月どころか１カ月もつかどうか、と思ってましたね。それくらい厳しい状態でした」

Iさん本人が無治療を希望したため、船戸は補完代替療法を手掛けることもなく、栄養剤とビタミン、若干のステロイドという内容の点滴を施すのみ。とにかく『がんに克つ五か条』を指導するしか術がなかった。

ところが、余命宣告の3カ月を越え、4カ月が経った頃、Iさんは船戸に衝撃的な報告をするのだ。

「この4カ月で体重が8キロ増えた、って言うんです。私はもうビックリしましてね。口あんぐりですよ。思わずIさんに尋ねました。〝何かやっとるの?〟と。そしたらIさんは〝先生が言った五か条を守っとるだけや。他に何ができるんや?〟って笑うんですよ!」

船戸はこの後、CT画像を見て言葉をなくす。4カ月前と比べ、肝臓腫瘍のほぼ9割が消失。腹水も、腫大した腹部リンパ節も消失していたのである。

「もうね。私、声も出ませんでした。私、何もしてないんです。点滴だって私は指示するだけで看護師さんがやってるんですからね。医者が本当に何もしてないのに、こんなことが起きるんですよ。人間の体って、治るようになってるんですね。自然治癒力です。逆に言えば、自分で自分を治す力を邪魔する生き方や生活習慣を続けてきたから、がんになった。邪魔しない生活に切り替えれば、がんは消えていくしかない。消すものじゃなくて、消えていくものなんですね」

船戸の熱い話に終始聞き入ってしまった結果、気が付けば5時間を超えていた。時計の針がまもなく明日を告げようとしていたのだ。私はさすがに、この日の取材を終わらせようとした。

「取材の初日から、素晴らしいお話が聞けました。また伺いますので、よろしくお願いします」

「いやいや、こちらこそ！　楽しかったですねぇ！」

「先生の睡眠時間を削ってしまいましたね」

「たまにはそんな日もありますよ！　五か条を破ってしまいました。五か条はもちろん大事ですけど、あくまでも〝手段〟です。何より大切な〝人生の目的〟は、楽しく生きることじゃないですか！　今日は楽しかったですよ！　だから夜更かしも時にはＯＫ！　ウワッハッハッハ！」

船戸は豪快に笑った。今日は朝の9時から外来をやり、午後からは訪問診療で患者宅へ走り回り、その後に5時間以上も取材で熱く語り尽くし、日付が変わろうとしている今この瞬間、大笑いしている。そのタフさに私はあきれた。

「夜更かしと言えば……毎年うちのクリニックでは、がん患者さんとそのご家族、そして医師や看護師たち、総勢40人くらいで旅行するんですよ」

「旅行ですか？　そんな大所帯で？」

「ええ、がん患者さんたちに〝治ったら何がしたい？〟と聴くと、旅行という答えが本当に多いんです。じゃあ行きましょう！　ということで始まった企画なんですけどね。もちろん強制じゃありません。希望者を募って、行きたい人たちだけでね。そうすると進行している方たちもたくさんいらっしゃるんですよ」

「末期がんの方々も……それはすごいですね……」

「いろんなところへ行ったなぁ。屋久島、石垣島、宮古島、熊野古道、中国の桂林とか」

「海外まで？　末期がんの方々もですか？」

「ええ。楽しかったですよ！　楽しいもんだから、旅行先ではついつい夜更かししちゃうんです。みんなで語って、呑んで、歌って、踊ってね。もう最高！　ウワッハッハッハ！」

「……ちょっと待ってください。呑んで？」

「ええ」

「がん患者さんが、お酒を？」

がん患者が目の前で呑んでいるのを、笑って見ている医師。嘘だろ？　私は唖然とした。

「ツアーを計画した時には、一部の医療関係者とか患者さんたちから、白い目で見られましたよ。〃末期がん患者を旅行に連れていくなんてどうかしてる！〃とか〃旅先で何かあったらどうするんだ！〃とかね。もちろん私たちも複数の医師と看護師で医療チームを組んで万全のサポートをしているし、医療チームのメンバーは呑んでませんよ。緊急時に備えてますから。でも、患者さんが呑んで踊ってるのを見ながら、私も一緒になって踊ってるんですからね。確かに、とんでもない医者だ！　ウワッハッハッハ！」

大笑いする船戸を前に、私は開いた口が塞がらなかった。

「もちろん普段の生活では五か条を守ってもらっています。でも年に一度の旅行の時くらいは、羽目を外すのもいいじゃないですか！　がんというのは孤独との戦いなんです。特に夜、ひとりになると本当に辛い。真っ暗闇の中で、孤独感が強くなって涙が流れるんです。私もがんになって、夜ひとりで何度も泣きました。だからね、1年に一度、旅行に行ってね。がん患者同志、いろんなことを語り合って、呑んで、笑って、歌って、踊る。そんな日があってもいいと思うんですよ」

意見が分かれるところだろう。信じがたい愚行だと断罪する人もいれば、そういう医療があってもいいと頷く人もいるだろう。実際に、重度の病を抱える人を医療チームがサポートして旅行を実現するサービスは存在する。『トラベルドクター』や『願いのくるま』はその好例だ。１９９８年からツアーを開催してきた船戸は、その分野の先駆者ともいえる。

船戸は医療者であると同時に、がん経験者だ。ゆえに孤独な夜の辛さが身に染みている。だからこそ、年に一度くらいは羽目を外してもいいと、患者の肩を抱いて笑いかけてきたのだ。これはがんを経験した医師ならではの、患者との向き合い方ではないか。もはや患者と医師ではなく、がんサバイバー同志という絆だ。私は船戸の心情を肯定したいと思った。

「いいと思います。個人的には、そういう医療があってもいいと思います」

「そう思いますか？　うれしいなぁ！　私はね、五か条の中で一番大事なのは〝笑い〟だと思っとるんです。笑いそのものが免疫力をあげるというのはエビデンスのあることですし、人生の目的が成就した時の表情も笑いなんですから。人生、笑っていきましょうよ！　ウワッハッハッハ！」

私は船戸の笑い声を聞きながら、良い本になる、と確信した。きっと〝生きる希望〟に満ちた本になるのではないか。いや、そんな本をつくらなければと思った。

ジェットコースター
日付が変わっていた。私は充実感と心地よい疲労感を覚えながら、ＩＣレコーダーを止めた。次回の取材の日取りを船戸に相談しようとした時、船戸が口を開いた。

「とはいえ、です」

この人、まだ話すのか⁉　今日はもういい。いい話でお腹いっぱいだ。

「とはいえ、ですよ」

「？」

急いでＩＣレコーダーを起動させた。

「がんが治っても、治らなくても、人はいずれ死にます」

「えっ！」

私は思わず目を見開いた。何を言い出すんだ……。一瞬、頭の中が真っ白になった後、5時間超の取材内容をひっくり返されるような危機感を覚えた。

「人は絶対に死にます」

いやいやいやいや。なんだ、この急転直下は……。

「例えば70歳で余命半年の宣告を受けた方がいるとします。その方が様々な治療をして、

『がんに克つ五か条』も実践して、がんが治ったとします。素晴らしい。ええ、素晴らしいことです。でもその方はその後、40年も50年も生きるわけじゃない。いずれ死にます。もしかしたら5年後かもしれない。もしかしたら100歳まで生きるかもしれない。その時がいつなのかは神のみぞ知るです。でもやっぱり、必ず亡くなる時は来ます」

「……」

私は混乱した。せっかく前向きな、わかりやすい話を聞けていたのに。〝生きる希望〟に溢れた話を聞けていたのに。突如として、正反対の〝死〟を語り始めるなんて。

「人間は必ず死にます。これまで2000人以上の方のお看取りをしてきましたが、死なななかった方は一人もいませんから。ウワッハッハッハ！」

口ひげの医師は笑った。死を語りながら、豪快に笑った。私は呆気にとられながらも、船戸の「お看取り」という言葉に反応した。そして気づいた。

この医師には、ふたつの顔があるのだ。ひとつは統合医療によるがん治療で評価を得ている船戸崇史医師。もうひとつは、地域に根差した在宅医としての船戸崇史医師だ。

例えば、午前中の外来で、ステージ2のがんが発覚した30代の患者に治療を施し、『がんに克つ五か条』を指導する。午後の訪問診療では60代の末期がん患者の家へ出向く。そしてその日の夜中、闘病の末に天寿を全うした80代の方のお看取りをする。そんな毎日を船戸は送っている。つまり、船戸はあらゆるステージのがん患者に日々向き合っているのだ。

がん治療を施し、寛解した患者さんと手を取り合って喜ぶ船戸崇史。末期がんの患者宅へ足繁く通い、痛みのコントロールを行う船戸崇史。闘病生活を終えた患者の手を握り、「おつかれさまでした」とねぎらう船戸崇史。あらゆるがん及びがん患者に向き合っているからこその言葉なのだろう。

理屈はわかる。わかるのだが、私は戸惑っていた。だって、ついさっきまで〝生きる希望〟が語られていたのに、急に正反対の〝死〟へ針が振れているではないか。まるでジェットコースターのような落差についていけず、頭がクラクラした。これが日々、生と死の境界線上で働く医療者という職業の人間と、死をできるだけ見ないようにして生きている一般人との温度差なのだろうか。

しかし、船戸の次の言葉は戸惑う私の心を撃ち抜いた。

「がん患者さんはよく〝生きるか死ぬか〟と考えます。でも考えてみてください。これはおかしな選択です。確かに、がんが治らなかったら死にます。でも、がんが治っても いずれ死にます。人間は絶対に死ぬんです。死ななかった人は歴史上ひとりもいません。

死亡率は100％です。だから〝生きるか死ぬか〟なんて選択はない。あるとしたら〝どう生きるか〟という選択しかないんです」

私は圧倒されていた。自分の気持ちをどう整理していいかわからなかった。ただ直感として、これは深淵をのぞいた人間の言葉だと思った。船戸ががん患者から教わったことかもしれないし、自身ががんになったことで辿り着いた境地なのかもしれない。あるいはその両方か。いずれにせよ、お気楽に生きてきた私には、字面では理解できても、真の意味で噛みしめることができる言葉ではない。それだけははっきりわかった。

気圧されたまま、私は絞り出すように言葉を返した。

「先生は……こういうお話を患者さんにされるんですか?」

「もちろんです」

「いえいえ。〝がんに克つ五か条〟のほうではなくて。今のようなお話を、がん患者さんにされるんですか?」

「ええ。もちろん」

話すのかよ……。信じられなかった。がんを宣告されて絶望的な気持ちになっている患者さんに、あるいは過酷な闘病で心身が疲弊している患者さんに対して、それはあまりにも刺激が強すぎはしないか？　まさか……。

「もしかして、末期がんの患者さんに対しても、お話しになるんですか？」

「むしろ、進行している方にこそ」

「……」

私はまたしても黙り込んでしまった。こんな話をされたがん患者は、一体どんな気持ちになるのだろう？　耳を塞ぎたくなるのだろうか？　救われるのだろうか？　落ち込むのだろうか？　勇気が湧くのだろうか？　想像もつかなかった。

「先生にそういうお話をされた患者さんは、どんな気持ちになるんでしょう？」

「いやぁ、私にはわかりませんよ。千差万別でしょう！　だって他人の気持ちなんてわかりっこないですよ！　あなた、私の気持ちがわかりますか？」

まったくわからない。私は少年時代、父がまたいつ倒れてしまうかと怯え続け、授業中に教室を出ていってしまうような子供だったのだ。また、最愛の祖父が逝った後の半年ほどの記憶が大きく抜け落ちている。当時、精神科にかかることはなかったが、おそらく鬱に近い状態だったのだろう。私はもしかしたら、人一倍死を恐れる性質なのかもしれない。だから、まるで私とは正反対の地点に立っているような医師の心中など、到底わからない。

「わかりません」

「でしょう。私だって、あなたの気持ちはわかりませんから。そうそう、かみさんの気持ちも、いまだにさっぱりわからない！　ウハ、ウワッハッハッハ！」

私は大笑いする船戸を呆然としながら眺めていた。そして作家の本能として、日常的に命の瀬戸際に立っているこの医師の〝死生観〟のようなものを深掘りしていきたくなった。出版社からの要望は〝がんに克つ五か条〟を中心に、がん患者さんが希望を持てるような明るく前向きな内容に、というものだった。だから船戸の死生観は、本にそぐわないかもしれない。だとすれば、深掘りする必要はない。いや、かえって邪魔になる可能性だってある。それでも、どうしても知りたい。私は〝生きる希望〟についての取材を進めつつ、秘かに船戸の死生観も探っていくことに決めた。

結論からいえば、〝がんに克つ五か条〟を中心に構成された本は２０２０年10月に刊行された。『がんが消えていく生き方　外科医ががん発症から13年たって初めて書ける克服法』はベストセラーとなった。自身ががんサバイバーである医師・船戸崇史の語った〝生きる希望〟は、多くのがん患者に響いたのだ。そして秘かに裏テーマとして取材を続けた内容が本書である。

深夜に及んだ初日の取材がいよいよ終わる頃、私は船戸の死生観に触れた患者さんの気持ちをどうしても知りたくなっていた。命の瀬戸際を歩く道中、命を預けるような気持ちを抱く医師から、あの言葉を言われたら、いったいどんな思いになるのだろう？　私は患者さんへの直接取材を願い出た。

「先生への取材は今後も続くわけですが、患者さんのほうにもお話をうかがってみたいんです。難しいでしょうか？」

「なるほど。そうきましたか。うん、いいですよ～！　お話ししてくれそうな人たちにアポとってみましょう！」

「お願いします」

「あー、でもねぇ……」

「はい？」

「なに言われるか怖いなぁ。私のこと、ボロクソに言われたらどうしよう……ウハ、ウワッハッハッハ！」

船戸は最後まで笑っていた。笑いながら死を語っていた。同郷だが、まるで違う星の住人を目の当たりにしているような気がした。

そしてこの後、患者さんへの取材で、船戸の〝型破り〟は、私の想像をはるかに超えていくのだ。

命の使い方

私は船戸の紹介で、下出祐子さんという方に取材させていただくことになった。差し出された名刺には〝劇団〟の文字があった。

下出さんが所属する『劇団うりんこ』は、2023年で創立50周年を迎えた、名古屋市を拠点に活動する劇団である。東海地方ではじめての児童劇専門のプロ劇団として発足し、以来、保育園・幼稚園・小、中、高校等の教育現場を主軸として活動を続けている。下出さんはこの劇団で40年、舞台を務めてきたベテラン役者だ。

2014年。当時50歳だった下出さんは、乳がんを宣告された。

「目の前が真っ暗になりました。怖くて怖くて、いっぱい泣きました。でも同時に、どうしても舞台を続けたいと強く思ったんです」

絶対に治して、絶対に舞台へ戻る。そのためには手術をする。下出さんに迷いはなかった。しかし、やはり怖かった。不安に押しつぶされそうだった下出さんは、同じ病気を患った人が、どんなふうにがんと向き合っているのかを知りたくてたまらなくなった。

劇団をサポートしてくれている方に、乳がん患者がいた。その人は手術をせずに、代替療法でがんと向き合っていた。彼女は言った。

「がんは悪いものじゃないです。共存していくつもりです」

そんな考え方もあるのか、と衝撃を受けた。その人との会話の中で「船戸先生」という名前が何度か出た。下出さんはその名前を、心の端っこに留めておいた。

手術の日は刻々と迫っていた。全摘出ではなく部分切除の予定だったが、手術当日の朝に、思っていたよりも大きく切ることを告げられた。コップの縁までひたひたに溜まっていた不安が溢れ、こぼれた。もう何もかも投げ捨て、すべてを忘れて、どこか遠くへ逃げ出したくなった。それでも下出さんはギリギリの勇気を振り絞ってメスを受け入れた。

手術は無事済んだ。しかし術後の治療法はどうするか？　という新たな課題に下出さんは頭を抱えた。主治医から提案されていた放射線治療に抵抗を覚えていたのだ。代替療法で乳がんと向き合っていた劇団のサポーターに影響を受けたのかもしれない。ふと、彼女が何度か口にした「船戸先生」というお医者さんに会ってみたくなった。自分の不安や疑問を全部ぶつけてみたい。そのうえで治療方針を決めたい。

初診。船戸の第一声はこんなものだった。

「大変やったねぇ」

この一言で下出さんは「心が解けた」という。理路整然と、淡々と話をするのが医者。そんなイメージを覆す血の通った言葉に、こわばっていた心身が解かれたのだ。下出さんは胸の内にくすぶる不安と疑問を一気に吐き出した。船戸は相槌を打ちながら、すべて聴きとどけてくれた。そして下出さんは最後に決意表明をした。

「わたし……数ヵ月後に控えている舞台にあがりたいんです」

「うんうん」

「でも……」

「でも？」

「治療が終わって体調が落ち着くまで、一旦舞台から離れて、休んだほうがいいでしょうか？」

するると船戸は思わぬ言葉を口にした。

「どうして舞台から離れるんですか？」

「……え？」

「やりたいことをやるべきです。がんであっても、ほかの病気があっても、演劇は続けたほうがいい。だってあなたは、そのために生きとるんでしょう。だったらやるべきです。もう一度うかがいます。なんで舞台を離れなあかんのですか?」

「……」

「別にがんと共存しながらでも叶えられることなら、それはそれでええと思いますよ。でも話をうかがっとると、あなたがしたいことを叶えるためには、がんを取り除いて、再発しないようにしたほうがええかもわからんね。だって舞台で動き回るんですから。どうすれば自分らしく生きていけるか。いろんな治療法があるんだから、あなたが選んだらいい」

がんを宣告されてからずっと、不安と恐怖の海を必死に漂い続けてきた下出さんは、やっと救助船にしがみつくことができたのだった。


船戸クリニックに通院することは苦ではなかった。むしろ船戸に会って話をするのが楽しみで、治療という感覚がなかった。船戸は船戸で、下出さんと会うことを楽しみにしていたふしがある。

「下出さんのおる劇団って、どのくらい大きいの?　本格的なやつなの?」

船戸はどうやら趣味のサークル活動だと思い込んでいたようだった。下出さんが劇団について一通り説明すると、

「えええ！　本格的やないの！　すごいすごい！　わーー！」

と手を叩いて喜んだ。下出さんは吹き出してしまった。

「で、どんなお芝居をしとるの？」

診療も検査も、もちろんきっちりするのだが、診療時間のほとんどは船戸から質問責めにされた。好奇心が刺激されてしまったら、もう船戸は止まらなくなってしまうのだった。下出さんは内心笑いながらも、通院がますます楽しくなった。

しかし、ある日。船戸は彼女に告げた。

「もう通院しなくてええよ」

「え？　どういうことですか？」

「血液検査の結果、素晴らしい！　はい！　治療終わり！　あ、五か条は続けてね」

「……」

「今度はどんな舞台やるの？　観に行ってええかな？」

「もちろんです！」

後日。船戸は本当に、医師である妻の博子を伴って観劇に訪れた。終演後、博子は号泣。船戸も「いやぁ、すごいもんやねぇ！」と感心しきりだった。

下出さんには20歳以上年下の後輩役者がいた。加藤景さん。出産した翌年の夏、胃がんが見つかった。すぐに手術をし、再発防止のための治療をしていた。景さんが治療をしていた頃、下出さんの乳がんが発覚したのだった。

「一緒にがんばろうね」

二人は同じ志と痛みを持つ者同志、固い絆で結ばれた。

2014年。景さんは再発し、深刻な状態であることが発覚した。骨への転移もあり、主治医の見立てでは余命3カ月。景さんは下出さんの紹介で船戸クリニックへ通院するようになったが、すでにかなり衰弱していた。

ある日、下出さんは船戸に呼び止められた。

「ちょっと景ちゃんのことで、お話ええかな？」

「……はい」

「クリニックの横に、リハビリセンターがあるの、知っとる？」

「……え……あ、はい。入ったことはないですけど、立派な建物ですよね……」

何の話？

「あのリハビリセンターね、中央がホールになってて、100人くらい収容できるスペースがあるんだわ。イベントやったり、コンサートやったりできるのね」

「……」

「景ちゃんの舞台が観たい！」

下出さんは、言葉を失った。

「彼女の舞台が観たいんですよ！　ウワッハッハッハ！」


下出さんは劇団の会議で、船戸とのやりとりを報告した。

「えええ！　復帰ぃ？」

「いやいやいや……」

「そりゃ景ちゃんだって、出たいと思うよ……でも……ねぇ」

「……それはさすがに厳しいって」

景さんは降板して久しい。たとえ健康体であってもブランクを埋めることは容易ではない。みっちり稽古が必要だ。ましてや彼女は末期がんで、余命3カ月を宣告され予断を許さない状態だ。動けないし、声も出ない。仮に彼女自身に強い意志があって、千歩譲って舞台にあがったとして、もしも開演中に倒れたらどうする？　いや、もしもじゃない。倒れても何の不思議もない。そうしたら誰が責任をとれる？

復帰したいと望む劇団員に、医者がドクターストップをかける。これが一般的な構図だろう。このケースは真逆なのだ。医師が復活を乞い、劇団員が逡巡していた。

後日。下出さんは劇団員の反応を船戸に報告した。すると船戸は言った。

「これは私の解釈なんやけどね。劇団というのは、人々が夢とか希望に向かっていくための、働きかけをする集団やと思っとるんですよ。だから私は、彼女の舞台を観たいと言ったんです」

事もあろうに、船戸は食い下がったのだ。下出さんは耳を疑った。

「本当にできんかなぁ？　どうしたらできるんかなぁ？」

船戸にあきらめる様子は微塵もなかった。

船戸はなぜ無謀ともいえる提案をし続けたのか？

「私は、命を削ってでも舞台に上がりたい」

船戸はそんな景さん本人の強い意志を受け止めていたのだ。

だが、彼女のことを大切に思う人々が、彼女の体調を気遣うのは当然すぎることだった。だからこそ彼女の舞台復帰など考えもしてこなかった。しかし、景さん本人が命を懸けた決意を表明している。そんな彼女の決意を受け止め、医師が後押ししている。劇団員たちは長い長い議論を重ねた末、結論を出した。「やろう」と。

名古屋市のうりんこ劇場で、景さんは稽古を重ねた。フジテレビが取材に訪れ、彼女の鬼気迫る姿を追った。稽古の最中、景さんは鼻血を吹き出した。文字通り、彼女は命を削りながら稽古を続けた。

2015年1月。クリニックに隣接するリハビリセンターの中央ホールにてイベントが開催された。2本立て。ひとつ目はがん患者である山田博子さんの琴の演奏会。もうひとつが、景さん出演の舞台だった。演目は『だってだってのおばあさん』。「だってわたしはおばあさんだから」が口癖の老婆と、彼女を外の世界へ誘い出そうとする猫の日常風景。不朽の名作絵本の舞台化である。

4名の出演者のうちのひとりが景さんだった。満員御礼のホール。景さんは観客を釘付けにした。下出さんが当時を振り返る。

「末期がんの人が頑張った、という感じじゃなくて。役者として、ひいき目なしに素晴らしい演技でした。彼女のキャリアの中でも会心の出来だったと思います」

公演から3ヵ月後の同年4月。

「彼女はこれからもっと辛い状態になると思います。だから、彼女が輝く機会をまたつくってほしいんです」

船戸はまたしても、演劇人たちにリクエストした。景さんは余命宣告の時期をとうにを超えていた。もはやどんな治療よりも、舞台こそが景さんへ生きる力と時間を与えているのは明らかだった。

演目は『おじいちゃんの木』に決まった。こざるのモンちゃんが自転車をこぐ。「おじいちゃんのおじいちゃんのおじいちゃんにあいにいくんだよ」。モンちゃんがあいにいく相手は大きな木。連綿とつながる命のバトンを描いた幼児向けの絵本。景さんともうひとりの役者、出演者2名の読み聞かせ劇である。

この作品を稽古している途中で、景さんは脳の手術を受けた。そして彼女はそれを乗り越え、入院する岐阜県多治見市のとある病院の待合室で、入院患者向けの読み聞かせ劇が開催された。

下出さんが景さんに最後に会ったのが、その多治見市の病院だった。お見舞いに行き、病室ではなく、待合室でいろんな話をした。

帰り際、下出さんは景さんのことを病室まで送ろうかどうか迷った。病室まで送り届けると、なんだかお別れになってしまうような気がした。もう一度お見舞いに来るつもりで、その場で「また来るね」と別れた。それが最後になった。

「病室まで行けば良かったのかなって……今では後悔しています」

下出さんがため息をつくと、船戸が言った。

「病室に行かなかったことを悔やんでも仕方ないよ。あなたはそこで、さよならをしたんや。私とあなたもそう。今日が最後の別れになるかもしれん。人は毎日毎日、こんにちは、さようならってするんやよ」

下出さんは、景さんのお父様から最期の様子をこんなふうに聞いた。

「意識が朦朧として、うわごとのようなことを言うんです。それが、何かのセリフのようで、何かを歌っていました。亡くなる瞬間まで役者でした」

下出さんは、何度も目を潤ませながら、私にこんな貴重な話を聞かせてくれた。

一度もお会いしたことのない景さんが、私の心の中に現れて、言った。

〝命より大切なものなんかない〟ではなく〝大切なもののために命がある〟んだよ。

景さんはきっと大切なもののために命を使った。きっと、生きるために舞台にあがったのだ。

取材を終えて帰京してからも、私の心の中には時折、景さんが現れた。私は彼女の舞台を観たことはないし、第一お会いしたこともない。それなのに彼女は、舞台の上でスポットライトを浴びて躍動していた。

下出さんの話を聞き、私は胸が震えると同時に、自分の思慮の浅さを思い知った。やはり私は、船戸のあの言葉を字面でしか理解していない、真の意味で咀嚼できていない、と。


「がん患者さんはよく〝生きるか死ぬか〟と考えます。でも考えてみてください。これはおかしな選択です。確かに、がんが治らなかったら死にます。でも、がんが治ってもいずれ死にます。人間は絶対に死ぬんです。死ななかった人は歴史上ひとりもいません。死亡率は１００％です。だから〝生きるか死ぬか〟なんて選択はない。あるとしたら〝どう生きるか〟という選択しかないんです」

第2章 おそれる

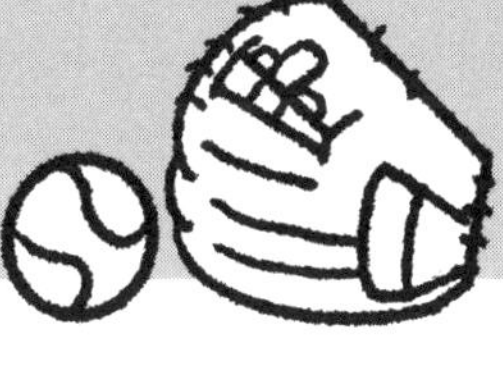

象牙色の車

船戸崇史は毎朝、６時から６時半の間に目を覚ます。トイレに行った後、顔を洗い、歯を磨く。

７時になったら、ＮＨＫのニュース番組を観ながら食事を摂る。納豆、もずく、キムチを混ぜたもの、お餅を二つ、季節のフルーツといったあたりが定番メニュー。

７時半に神棚に手を合わせ、千手観音の絵画の前にお香を立てる。これは仏画師の野口令子が描いたもの。なお、野口令子の夫は臨済宗妙心寺派の僧侶・野口法蔵である。この仏画の前で、五体投地を１０８回行う。両手、両膝、額という五体を地面につける、仏教における最も丁寧な礼拝である。船戸はこれを２００６年より開始しており、２０２３年9月時点で通算60万回を超えている。１００万回を目標としているため、道半ばだという。

五体投地を終えると般若心経を読経する。あげおえると時計はたいてい8時前後を指している。風呂に入り、着替えると、自宅に隣接するクリニックへ出勤。すると9時からの外来診療にちょうど間に合う。

午前の外来が終わっても、昼食を食べられる日は少ない。各種の委員会（認知症対策、在宅医療推進、地域ケア会議、コロナ対策など様々）へ出席したり、自由診療の特別外来が2〜3人は入る。

午後は再び外来、もしくは訪問診療が始まる。訪問診療とは、週に1回もしくは2週間に1回の割合で患者宅へ赴いて行う診療をいう。往診は通院できない患者の要請を受け、予定外に患者宅へ赴く診療をさす。船戸は外来、訪問診療、往診、看取りのすべてに対応する。

激務だが、がんを経験してからの船戸は、睡眠時間を確保するようになった。患者たちに提唱している10−6睡眠（夜10時に床に入り、6時に起床）をできる限り守っている。

2022年夏。私は訪問診療への同行を許された。無論、コロナの陰性が確認され、マスクや消毒など対策を講じた上でのものだ。

9月某日。14時。クリニックのエントランス前に、かなり年式の古いプリウスが横付けされた。かつてホワイトパールクリスタルシャインに輝いていたボディーカラーはいまや色褪せ、9月の陽射しに焼かれて象牙色に鈍く光っていた。

外来診療を終えた口ひげの医師が、小走りでやってきた。自動車に微塵も興味のない船戸が、褪せた車体を歯牙にも掛けず助手席に乗り込むと、運転手を務める中山宏一がアクセルを踏み込んだ。プリウスは音もなく発車し、クリニックの駐車場を飛び出していった。

船戸の助手を務めて18年になる中山は、カーナビに頼ることなく国道と県道を避け、地元民しか知らないであろうショートカットを駆使して目的地へ急ぐ。

助手席の船戸は、総務部がつくった『本日の訪問スケジュール』に目を通している。そこには患者氏名、患者宅住所、訪問予定時間、ケアマネージャー氏名、病名、最近の体調の推移などがわかりやすく書かれてある。船戸は助手席でこれを熟読し、一人ひとりの患者の記憶を呼び起こし、現状を把握する。

患者ひとりあたりの診察時間はだいたい30分前後。今日は計10人の患者宅を訪れる。1軒目の約束が14時半。その後、診療と車移動とをひたすら繰り返し、クリニックへ戻るのは21時近くになる予定だ。午前中の外来診療で30人ほどを診ているから、今日1日で計40人ほどの患者の体に聴診器を当てることになる。

プリウスはまもなく養老山地のなだらかな坂道を登っていった。やがて大きな右カーブを越えた脇、生い茂る緑の中の一軒家の前で停車した。

「はーい！　こんにちは〜！　船戸で〜す！」

船戸は呼び鈴を押すと、返事を待たずに玄関の引き戸をガラガラと開けた。上がり框を越えたらすぐ、和室の中央にベッドが据えられていた。

馬場秀人さん（仮名）はベッド脇に立ち、船戸に深々と頭を下げた。

「先生、暑い中、すんません」

「いやいや、寝とってちょうだい。いいからいいから！」

「先生、まぁ暑い中、これ、どうぞ」

奥様がお盆で麦茶を運んできた。水玉模様のグラスの内側に氷が当たり、リンと風鈴のような音が鳴った。

「お父さん、調子はどうやね？」

「ええ、おかげさまで。このとおり」

「うんうん、わかるよ、元気そうやもん！　ウワッハッハッハ！」

訪問30秒で船戸が大笑いしている間、助手の中山は慌ただしく動いていた。子供用自転車が収まってしまうような大きなバッグから、折りたたみ式の簡易机と椅子を取り出し、机の上にノートパソコンを据えた。そして血圧計を取り出し、船戸の指示に備えて正座した。

　船戸は聴診器を当てた。心臓、肺はもちろん、S字結腸がんを患った馬場さんの腹部を、より慎重に探った。そして最後に、背中を指先でトントンと叩いた。

「お父さん！　血液検査の数字を見ても、貧血が改善されてきとる。出血が収まってきとるんやね！　すごいなぁ！」

「いや〜、先生のおかげです」

「私じゃなくて、お父さんの体がすごいのよ。つくづく人間の体って不思議なもんやね。特にお父さんの体は、ほんとに不思議！　ウワッハッハッハ！」

「へへへ」

「正直申し上げるとね、今月、この9月をお父さんが迎えられるかどうか、そう思ってたんですよ、私」

「……うわぁ……そうだったんですかぁ」

「だってお父さん！　潰瘍から出血しとったんだよ。週に一度のペースで輸血しとったんだから！　イレウス起こして、痛みも強くてねぇ。正直、厳しかったじゃないのぉ」

「確かに、そうでしたねぇ」

「だからお父さん、あの頃までは、私の言うこと聞いてくれとったね。心を入れ替えて、五か条を守ってさ。それが今や、食べたいもんバクバク食べてさぁ！　ウワッハッハッハ！」

「いや〜、まいったなぁ、かんべんしてくださいよ、ハハハ！」

糖尿病もあるため、当初は船戸から厳しい食事制限を言い渡されていたが、馬場さんは体調が上向くにつれて好きなものを食べている様子だった。

「ともあれ、食欲があるというのは有難いことです。よかった！」

「はい。ありがとうございます。でも……」

「ん？」

「2時間おきに便をしたくなるのは、参ってますわ」

「夜、眠っとる時も？」

「そうそう」

「それは辛いねぇ。睡眠薬、変えてみましょうか。一番大事なことは眠ることです。で、食べること。このふたつがしっかりできんと、治るもんも治らんから」

船戸は睡眠薬の変更を電子カルテに書き込んだ。

「お父さん、痛みは？」

「ないです」

「痛みはないけど、食欲はあるって⁉」

「へへへ」

「いやぁ最高！　ウワッハッハッハ！」

船戸の弾けるような笑いに、馬場さんも釣られて笑った。しかし、すぐに眉根に皺が寄った。

「でもね、先生……この前、お風呂へ入っとる時に気づいたんやけど……胸が腫れとるみたいだ」

「どれどれ、ちょっと診ましょうか」

船戸は馬場さんのパジャマをはだけ、右の乳房を触診しはじめた。

「ここ、押さえると痛いですか？」

「いや、大丈夫です」

「うん。痛くないなら大丈夫。これは女性化乳房症いうてね」

「……じょせいか？」

「この症状の方、たまにいらっしゃいますよ。お薬の影響か、あるいはホルモンバランスかな」

船戸はここで、男性ホルモンと女性ホルモンについての基礎講座を丁寧に開催した。

「……というわけでね。まぁでも、男の人は気になりますよねぇ。おっぱい膨らんできちゃったら。でも、治療法も特にないから、どうしようもない！　悪さもせんから放っておく！　ウワッハッハッハッハ！」

「ハッハッハ！」

馬場さんも、釣られて笑った。船戸と中山が帰り支度をしている間も、ずっと笑顔だった。

生まれて初めて目のあたりにした訪問診療の現場。船戸は想像以上に笑っていたし、患者さんを笑わせていた。

トントン

プリウスは山を下り、田んぼの脇道を走った。稲穂が重そうな頭をじっと垂れているのは、刈り取り直前であることを物語ると同時に、ほぼ無風であることを知らせていた。液晶が示す外気温は34度。中山は額の汗を左肩で拭うと、エアコンの勢いを強く設定し直した。船戸はペットボトルの水を立て続けに3回傾けた。

車はニーゴッパをしばらく走った。暑さにやられて、みな無言だった。やがて車は祖父が事故死した地点を通り過ぎた。私には残念ながら霊感のようなものがまったくない。

だからいつも祖父との会話は一方通行だ。（俺ここんとこ、変な医者の取材しとるんだわ）。私は一方的に告げた。たぶん祖父は笑っていたと思う。

県道を経て、よく似た外観の家々が連なる住宅街に入った。中山は迷うことなく、一軒の赤い屋根の家の前に停車した。車が停まると同時に、船戸は勢いよくドアを開け、「よし！」と自らに喝を入れて、助手席から立ち上がった。屋外に出た瞬間に、湿気をはらんだ熱気がもわぁっと全身を抱きしめてきた。

診療セットが一式入った大きなバッグを抱えた中山を従え、船戸はアルミの門扉を開け、玄関のインターホンを押した。カメラに近づきすぎたため、家主はモニターで船戸の口ひげのアップを確認したのかもしれない。程なくして玄関のドアが開くと、船戸は靴を脱ぎながら、あっという間に廊下を抜け、リビングへずんずん入っていった。まるで親戚の家に来たかのような足の運びだった。

「はーい、どうもどうも～。お父さ～ん、調子はどう？」

船戸は軽く明るい口調で、ベッドに横たわる林義之さん（仮名）に話しかけた。介護ベッドはリビングのど真ん中に据えられており、それは70代の林さんご夫妻の毎日がすべて闘病に捧げられていることを物語っていた。

林さんと船戸が挨拶を交わしている間に、中山は折りたたみ式の簡易机と椅子を設置し、机の上にノートパソコンを据えた。

船戸は聴診器を当て、内臓の声に耳を澄ませた。そして最後に、背中を指先でトントンと叩いた。

中山は以前、船戸に尋ねたことがある。

「聴診の最後に、患者さんの背中を指先で軽くトントンと叩きますね。あれはどういう意味なんですか？」

船戸は笑って答えた。

「いいぞいいぞ、って意味だよ。ウワッハッハッハ！」

以来、中山は船戸の〝トントン〟を見逃さないようになった。この時も中山はバッグから血圧計を取り出しながら、トントンをじっと見つめていた。

「先生、あのね」

呼吸が苦しげな義之さんに代わり、部屋の隅に立っていた奥様が船戸に話しかけた。

「この人、急に痛がってね」

「うんうん」

「痛みで眠れんで、夜中にロキソニン飲んで、朝方に睡眠薬も飲んだんだわ」

「朝、睡眠薬を飲んだの？」

「そう。眠りたいから飲む、って言って」

「ほうかほうか……」

船戸は奥様から義之さんに目を移した。

「お父さん、それで、ちっとは眠れたかい？」

「……え　え、ちっと　眠れ　ま　した」

悪性リンパ腫の影響で、義之さんの右頸部は大きく腫れあがっていた。

「少し眠れたんやね。そりゃよかった」

船戸は中山がセッティングした椅子にかけ、ノートパソコンの液晶に映し出された電子カルテを覗き込んだ。

「うーんと、前回うかがった時に、痛みは訴えておられなかったもんでね……私、油断してました。申し訳なかった」

船戸が頭を下げると、義之さんは「いやいや」というふうに手を振り、奥様は「そんなそんな」と笑った。

船戸は中山に血圧を測るよう指示すると、今一度電子カルテを確認し、呟いた。

「痛かったんやねぇ……いやぁ申し訳なかったなぁ……」

船戸はもう一度謝罪を口にした。それはおそらく独り言だったのだが、義之さんは再び手のひらを振り、奥様も再び「そんなそんな」と頭を下げた。

「ちょっとお薬の説明しますね……」

船戸はその後、薬の取り扱いについて丁寧に説明しはじめた。

「鎮痛剤の量が増えてくると、便秘がひどくなってきます。これ、スインプロイクという薬で……」

船戸は薬剤の説明を終えるとノートパソコンを閉じた。中山は折り畳み式の簡易机と椅子をすばやく片付け、バッグに収納した。帰り支度が整ったことを察した船戸は、林さんの手を握った。

「お父さん。痛いの我慢することはないでね。痛かったらすぐに言うてね」

「ありが　とう　ござい　ます」

「お薬、変更したで、これで痛みはとれるはずやでさ！　ウワッハッハッハ！」

船戸は笑った。ギャグを言ったわけでもなく、何も面白いことは起きていないのに、大きな声で笑った。

義之さんも微笑み、安堵したように目を閉じた。

石鹸を買いに

3軒目の訪問先に向けて車が走り出すと、船戸は私が座る後部座席へ振り返り、言った。

「大丈夫ですか?」

見抜かれていた。たった2軒の訪問に同行しただけで、私はヘトヘトになっていた。

「……はい、全然大丈夫です」

嘘だ。体はまったく使っていないのだが、心のほうが疲弊していた。お会いしたこともない人の家へ、ましてや、がん末期で闘病する方々のお宅へ伺い、息遣いが聞こえてくる距離で、医師と患者のリアルなやり取りを目の当たりにしたのだ。昨日まで、まるで緊張感のない生活を送ってきた私が、いきなり命の瀬戸際を必死に歩く人の隣へ座らせていただいた。何もせず、ただじっと様子をうかがっているだけなのだが、それだけで消耗している自分の弱さと甘さに嫌気がさした。

船戸は天然水のペットボトルを手渡してくれた。礼を言ってさっそく飲もうとマスクを顎に下げると、布の内側に赤い点が染みていた。無意識に唇を噛んでいたらしい。

「次にうかがう方にも、取材の方が同行する許可はとってありますから。大丈夫ですからね」

「……ありがとうございます」

「もしも彼女が、今日、調子が良かったら、少し話をしてもらってもいいですけどね。どうかなぁ？」

「いえいえ。患者さんのお邪魔にならないよう、部屋の隅で静かにしていますので……ちなみに、どういう方なんですか？」

「52歳の女性です。乳がんで、全身に転移してます」

「……」

私が何も言えないでいると、船戸が続けた。

「実はね、彼女は戦友みたいなもんなんですよ」

「戦友？」

船戸は吉岡美奈子さん（仮名）との関係性を話し始めた。

船戸は数年前、とある特別支援学校の校医を務めていた。しかし、教育関係者と意見が合わずに衝突したことがあった。看護師の吉岡さんもまた、船戸と意見を同じくしており、現場で異議を訴えていた。

その後、吉岡さんも船戸も現場を去った。それから時は流れ、久しぶりに再会した際、吉岡さんは自身が乳がんであること、そして手術も治療もしないという意志も併せて告白した。看護師として抗がん剤の副作用に苦しむ患者たちをさんざん看てきた彼女は、標準治療に嫌悪感すら抱いていたのである。

船戸は彼女を説得した。乳がん治療は昔と比べて大きく変わったんだ。治療すべきだ。大事なことは治療の仕方とか過程ではない。がんが治ったら何がしたいか、どう生きていきたいか。それが大事なんだから。手術も、いかなる治療も、やれることはやったほうがいい。

船戸に説得された彼女は、改めて検査に臨んだ。すると、すでに骨転移があり、肝臓へも転移していたことが判明。現在に至っている。

船戸の説明が終わる頃、中山がプリウスを民家に横付けした。

「はーい！　みなちゃーん！　来たよ～！」

船戸は例によって、笑顔で廊下を進んでいった。中山があわてて後を追う。船戸は八畳ほどの洋室へ入るなり、ベッドの手すりに手をかけ、吉岡さんに話しかけた。

「おーい。どうや？」

「オキシコンチン、効いとるみたいです」

「そりゃ良かった。今はどれくらい？」

「10ミリです」

「うん」

「ただ、今度は左の第一肋骨あたりに痛みが」

「ふむふむ」

凄まじいスピードで話が進んでいく。目を閉じて聴いていると、一人のがん患者の今後について、医師と看護師が打ち合わせをしているようにしか聞こえないのだが、そうではない。看護師自身ががん患者なのだ。

その後も、私にはさっぱりわからない薬剤の名称が飛び交い、治療方針の変更がすごいスピードで決まっていった。

船戸は聴診器を当てた。例によって最後に吉岡さんの背中を指先でトントンと叩いた。その指先を部屋の隅で見つめていた私は、マスクの中で「あ、トントンやった」と小さく呟いた。

「さぁ、みなちゃん。これからどういうふうに過ごしていきたい？」

船戸の問いに、吉岡さんはよどみなく答えた。

「以前、週2回、保健所のコールセンターでバイトしていたんです。復帰できたらいいな」

「なるほどなるほど」

「それから、家族のために料理がつくりたいです」

「おお、そりゃええね！　今夜にでもつくってあげなさい！　ウワッハッハッハ！」

船戸は彼女の要望をすべて、電子カルテに書き込んでいた。

「あと……買い物したいな」

「どこ行きたいの？」

「ドラッグストアに石鹸を買いに行きたい」

「買ってきてもらうんじゃなくて、自分で選びたいもんね！　それは今日にでもできる！　今から行く？　ウワッハッハッハ！」


中山の運転するプリウスが細い町道を抜け、ニーゴッパへ合流した。

「みなちゃんとはこれまで、いろんな話をしてきましたから、わかります。彼女はしっかりと死を見据えています」

船戸がそう言った後、車窓を流れる景色の質が変わったような気がした。空の青、対向車の赤、喫茶店の壁の白。やけに色鮮やかに見えた。

プリウスが右折し、ニーゴッパから県道へ入ってすぐ、対向車線の大型トラックがグッと近づいてきた。黄色に変わった信号に焦っているようで、ギアが唸りを上げ、スピードが出ていることがわかった。もしもあのトラックが2メートルこちらへ寄ってきたら。そんなことを一瞬考えた。

すれ違う瞬間、大型トラックの風圧でプリウスは少し揺れたが、4軒目の訪問先へと向かった。

生きてきたように

プリウスは洪水対策を施した〝輪中〟と呼ばれる集落へ入り、やがて石垣の上に建つ立派な日本家屋の前で停まった。船戸はインターホンの返事を待たずに、大きな引き戸を勢いよく開けた。

「ちょっと遅くなってまったね！　ごめんごめん！」

「せんせ。全然大丈夫よ。いつもありがとうございます」

奥様のあとを追い、十五畳はありそうな和室に入る。医師が近づいても介護ベッドから患者さんが起き上がる気配はなかった。

倉田直樹さん（仮名）は脳出血の後遺症でほぼ寝たきりであり、先ほど出迎えてくれた奥様が献身的に看ていた。

「せんせ。あたしね、いつまでたっても、吸痰が上手にできんのよ……」

「吸痰は慣れやね。看護師さんにコツを教わりながら、回数こなすしかないなぁ。お母さん、よう頑張っとるよ！」

「ヘタやもん、あたし」

「お母さんの頑張りは、お父さんもよーわかっとるはずだで。なぁ、お父さん！」

何も言わずに目を閉じたままの倉田さんの額を、船戸はそっと撫でた。

「体温は1日に6回は測っとるんだけどねぇ……」

「6回ぃ!?　そりゃ測りすぎや。朝と晩の2回でええよ！」

やさしく真面目な奥様を、船戸はいたわった。

「お母さん。頑張りすぎやわ。そんなペースやと、お母さんが参っちゃう」

明らかに看病疲れしている様子が、初見の私にすらわかった。

「……お父さん看るようになって私、プリプリ怒って、胃がドーンとして、食欲なくなって、どんどん痩せちゃったの。でも力がなくなったら、お父さんのこと、持ち上げられんでしょう？　困ったなぁって」

「うんうん」

「それでね、この前、金親先生がいらっしゃった時にね」

〝金親先生〟とは、船戸クリニックの医師のことである。

「あたし、金親先生に思っとること全部、わ――ってしゃべったら、気が楽になって」

「言いたいこと言ったら、スッキリした?」

「うん。それで最近はやっと眠れるようになったわ」

「そりゃあ良かった!」

「金親先生が言うの。お父さんのために全部生きちゃダメ。半分はお父さん、半分はお母さん自身のために生きなくちゃって。それで私、すごい気が楽になったの」

「そのとおりや。お母さんが幸せやないと、お父さんも幸せになれんて」

「うん。頑張るね」

「ほら、またすぐに頑張るって言う。あのね、お母さん。たまには休まないかん。誰か、お世話を替わってくれる人はおらんか?」

船戸はその後、家族構成を詳細に聞き出し、奥様を休ませる方策を練った。寝たきりのお父さんを診る時間よりも、お母さんの相談に乗る時間のほうがはるかに長かった。


「いやぁ、暑い暑い」

船戸はシートベルトを締めながら、ペットボトルの水を喉を鳴らして飲んだ。

「急がんでもええ。ナカヤンも水、飲んだほうがええよ」

すぐに出発しようとしていた中山はハンドルから手を離し、ペットボトルを口元へ運んだ。私も釣られて飲んだ。

船戸は後部座席を振り返らず、おもむろに話し始めた。

「私の経験上、在宅で最期を迎えることができるのは10人に1人くらいですかね。そのうち最期までご家族に看てもらえるのは20人に1人くらいかな」

「貴重なことなんですね」

「そうなんです。貴重なんです。在宅医療って誰でも選べるわけやない。経済的なこともそうやし、何より看てくれるご家族とか、親戚とか、恋人とか、ご友人の存在がないと叶わないですからね」

「そうですね」

「ご本人にしても、本当は在宅で最期を迎えたいと思っていても、家族に迷惑をかけたくないからって、病院で亡くなる方がほとんどですから」

プリウスは本日何度目かのニーゴッパを進んだ。

「以前、何軒かのご家族に訊いたんですよ。どうしてそんなに献身的にお世話できるんですか？　ってね」

「はい」

「この人は今まですごく頑張った人だから。どんなに仕事が忙しくても、私たち家族をおろそかにしなかった。真面目で手を抜かない人だった……そういう答えが返ってきました。これ、どういうことか？」

「？」

「生きざまは死にざま。人は生きてきたように死んでいく、ということだと思います」

私は車窓の向こうに、ついさっき見た倉田さんの寝顔を思い出した。そして倉田さんの額をやさしく撫でた船戸の指先を思い出した。

神様は間違えない

車はショートステイ施設の駐車場に停まった。船戸がエントランスをくぐると、まるで待ち構えていたように、看護師が施設利用者の健康状態を説明しはじめた。廊下での立ち話は1分もかからなかっただろう。船戸は「オーケーオーケー、ありがとう」と言いながら個室へ入っていった。

「はーい、お父さーん。床ずれが痛いみたいですねぇ。ちょっとみせてもらえます？」

「はいっ、はいっ、お願いいたしますっ」

83歳の尾藤紀夫さん（仮名）は矍鑠《かくしゃく》とした口調で返事をし、唇をきゅっと噛みながら寝返りを打った。パジャマの下には、腰から尻にかけてのひどい爛れ（ただれ）。じゅくじゅくという擬音が聞こえてきそうな、褥瘡（じょくそう）という発音を地で行くような血だまりになっていた。

「うーん……感染が治まっとるねぇ……」

船戸は尾藤さんに聞こえないボリュームでささやくと、看護師に向かって言った。

「これは……オルセノンじゃなくて、スクロードパスタがええね」

軟膏の種類の変更を伝えると、すぐ尾藤さんに声をかけた。

「お父さん、大丈夫。結構良くなっとるわ！　でもね、もうちょっと時間かかるでね。ガーゼつける時に痛いかもしれんけど、もう少し我慢したってくださいね」

「はいっ！　はいっ！　ありがとうございましたっ！　お騒がせしましたっ！」

個室を出ると、待合室に車椅子に乗った年配女性と、そのご家族がいた。

「お母さ〜ん、お元気そうですねぇ」

「はぃぃい！　元気ですぅ！」

本村富美子さん（仮名）はよく通る大きな声で返事をした。

「お母さん、おいくつやったかな？」

「１０２ですっ！」

すかさず、ご家族が「92歳やけどね」と合いの手を入れた。

「いやぁ結構結構！　92も１０２もそう変わらん！　ウワッハッハッハ！　それにしてもお母さん、元気になって良かった。２ヵ月前の７月は意識がなくなって、かなり厳しい状態でしたからねぇ」

船戸はご家族に向けて話したつもりだったが、本村さんご本人が「そうですねぇ」と返事をしたため、思わず吹き出した。

「そうですね、って。お母さん！　あなた意識なかったんだから、わからんでしょうに！　ウワッハッハッハ！」

船戸のすかさずのツッコミに、ご家族や介護スタッフたちも一斉に笑った。

「いやぁ結構結構！　ところでお母さん、手が痺れるらしいね。どっちの手？　右？　左？」

「足の手」

また笑いが起きた。

「足の指、ってことかな?」

「足の指ですぅ」

船戸はひざまずき、浮腫んだ足を何度もさすった。そしてご家族に向かって説明した。

「浮腫みはしょうがないですねぇ。まぁ呂律も回っとるし、血糖値も以前より安定してきとるし。状態いいですよ! ただ右の肺については……紹介状のほうにも、はっきりした診断名が書いてなくてねぇ……まぁ肺よりも血糖値のほうの懸念がありましたが、それも安定してきてますから。この調子でいけたらいいですね!」

その後、ご家族は食事について船戸に尋ねた。本村さんは、とろみのついた柔らかい介護食に嫌気がさしており、しっかり噛んで食べたい、としきりに訴えるのだという。

船戸は「そうでしょう、そうでしょう」と本村さんの気持ちに理解を示す一方で、誤嚥性肺炎の危険性をご家族に向かって説明した。

「1回でも誤嚥してしまうと、そのまま逝ってしまわれることもありますからね」

すると、会話が聞こえていた本村さんが、すかさず言った。

「そうですねぇ」

一座はまたしても笑いに包まれた。

「誤嚥そのものはもちろんですが、心配なのはご家族なんです。誤嚥が起きると、ご家族はご自分のことを責めるんですよ。私のつくった食事が悪かったんや、私が死なせてしまったんや、なんてね。そんなふうに思わんでいい。遅かれ早かれ、逝く時は必ず来るんですから。もしも誤嚥が起きたとしても、それはもう仕方がないことです。ご家族も医療スタッフも介護スタッフも、誰も悪くない。ただね、今の状況で、こんなにお元気にされとるんだから、できれば食事もこのままの感じでいきませんか？」

ご家族は神妙に聴き入っていた。娘さんの目は心なしか潤んでいた。船戸はそれを知ってか知らずか、本村さんのほうに改めて向き直って言った。

「お母さん。今、幸せですか？」

「はい」

本村さんが即答すると、ご家族に満面の笑みが浮かんだ。船戸はそうした形で話に一区切りをつけると、

「さて、ちょっとご家族の方とお話しようかな。こちらへお願いします」

聴覚がはっきりしている本村さんからご家族を遠ざけるため、廊下の端のほうへ誘った。そして検査結果の用紙を取り出した。

船戸は、本村さんの糖尿病の数値が劇的に改善していることを伝えた。

「どんどん数字が下がって、ついに正常値！　いや、びっくり！　こんなことが起こる

んですねぇ。で、話はまだ続きますよ！」

続いて船戸は腫瘍マーカーについて、説明を始めた。

「紹介状には、はっきりした診断名が書いてありませんでしたが、2ヵ月前の時点で、この数値を見て、がんであることは間違いないと思いました。しかも、これだけ数値が高いということは、かなり進行していると。で、2ヵ月後の数値がこちら。見てください、これ！ CEA、CA19－9、両方とも下がったんですよ！ いろいろ治療をして数値が下がることはありますけど、お母さんのように、特に何の治療もしないで下がるということは、なかなかないです。いやぁ……なんでやろう。すごいなぁ！ すごーい！」

ご家族は、驚きと喜びで目を見開いた。

「腫瘍マーカーが下がって、糖尿病も落ち着いた。92歳で、こんなことが起きるんですねぇ！ 人間の体というのはすごいもんです。それにしても、どうしてこんなに下がったのかは、わかりません。ただひとつわかっとることは、このお母さんの丈夫な遺伝子を受け継いだあなたも、たぶん、しぶといってことやね！」

名指しされた娘さんをはじめ、ご家族に笑いの渦が起きた。船戸も笑っていたのだが、すぐに口元を引き締めた。

「ただねぇ、今の女性の平均寿命は87歳ぐらいかな。80も半ばを越えると、良くも悪くも予想外のことが起きやすくなる。もう厳しいかなぁと思っとると、このお母さんみたいに復調してくることがある。かと思うと、午前中に家族で楽しくおしゃべりしていたおばあさんが、昼過ぎに逝かれる。なんてことも珍しくありません」

ご家族は一転して、真剣な表情になった。

「だからね。お母さんもこの先、どうなるかわからんのです。検査結果が良くなっているといっても、私は安心してません。でもね、お母さんは今、いいお顔をされとる。ご本人も幸せだとおっしゃってます。今、お母さんはあの世へ持っていくお土産を、この世でいろいろ集めていらっしゃるのかな。そうして、この世の時間を満喫なさっているんだと思います……そう遠くないところで、お迎えが来るかもしれん。いや、そういう覚悟を持っておいたほうがいい」

船戸は柔らかくもなく、厳しくもなく、淡々と語った。

「人によっては、お迎えをはっきりご覧になる方がいらっしゃいます。元気やのに〝呼びにきとる〟なんておっしゃることがある。あるいは突然、神妙な顔でお別れの挨拶をする方もね。そんな時にご家族は言うんです。〝おばあちゃん、なに寝ぼけたこと言っとんの〟なんてね。でもね、もしもお母さんがそんなことを言い始めたら、ちゃんと聴いてあげてほしいんです」

ご家族は一瞬躊躇いをみせたが、すぐに深く頷いた。

中山がハンドルを切り返して駐車場を出るか出ないか、というタイミングで船戸は言った。

「いやぁ、ナカヤン！　あのおばあちゃん、驚異的やなぁ！　ほんとすごいわ！　ウハハハハ！」

「すごいですね」

「3ヵ月前、まったく意識がなくてなぁ。その日のうちに亡くなると思ったのに。どうなっとんのや、ウワッハッハッハ！」

「ほんとにすごいですね」

船戸は後部座席に振り返り、言った。

「医者の見立てをはるかに超えていくなんてこと、全然珍しくないんですよ！　よくありますよ！　医者なんて、人の体のこと、全然わかっとりません！　ウワッハッハ！」

船戸は自身の見立てが外れたことを喜んでいるようだった。

プリウスは再び走り始め、ニーゴッパの流れに乗った。あれだけはしゃいでいた船戸がコクリコクリと船を漕ぎ、ハッとしたように目を覚ました。そして後部座席に振り返って言った。

「大丈夫ですか？　お疲れでしょう？」

そっくりそのままお返しします。私は思わず吹き出しそうになった。

「そういえば……昨日は91歳の狭心症のおじいちゃんを診たんですがね」

船戸は思い出したように話し始めた。

「噛んで飲み込む。これがうまくできんのです。食べ物が食道ではなく、気管支から肺へ入ってしまう」

「さっき話に出た、誤嚥性肺炎のことですね？」

「そうです。人間は、これで逝くことが圧倒的に多いわけです。呼吸は口でも鼻でもできるけど、鼻でもできる。でも食べることは口からしかできません。ということは、ですよ」

「はい」

「食べる道と呼吸をする道は、まったく別のほうがいいはずですよね。通り道が完全に分かれていれば、誤嚥はなくなるんですから。実際に、誤嚥性肺炎を何度も起こす人のために、空気の通り道と食べ物の通り道を分離する手術もありますから」

「なるほど」

「ところが、神様は人間をつくる時に、通り道を分離せんかった。もちろん、空気の通り道を鼻だけにしてしまったら、うまく話すことができないから、という理由もあったと思います。口や舌の形でいろんな発音をしますしね」

「はい」

「でも神様は通り道を分けなかった。人が人と話すことを重視したんでしょうし、最期は誤嚥で逝きなさい、という意味なのかもしれませんね」

　そして船戸は一呼吸置いてから言った。

「神様は間違えませんので……きっとそういうことなんでしょう」

　船戸は本村さんのご家族に、誤嚥性肺炎について丁寧に説明していた。もしも起こってしまっても、自分たちを責めなくていいと。なぜなら神様が決めたことなのだから。

永遠の野球少年

　プリウスはニーゴッパから県道96号を経由し、養老山地の麓を少し登った。5メートル間隔くらいに家々が並ぶ一角に、本日7軒目の訪問先はあった。

リビングに据えられた介護ベッドに横たわる吉田正彦（仮名）さんは、船戸の姿を見ると、上体を起こした。白髪交じりのスポーツ刈りが小綺麗で、笑顔も清々しく、とても末期の胃がんを患っているようには見えなかった。

「どうですか？　吉田さん」

「ええ、おかげさまで……この前、カラオケに行ったんやけどね」

「ええねー！　カラオケ、ええよぉ！　ウワッハッハッハ！」

「……行ったはええけど、なかなか声が出ないもんでねぇ」

「いやいや、行くっていうのが素晴らしい！　ウワッハッハッハ！」

船戸はたびたび、患者たちにカラオケを勧める。大声で歌うことは格好のストレス発散になり、免疫力の向上につながると考えている。

「以前はね、野球やっとったもんで、グラウンドで大きな声を出しとったけど、今はもう、そういう機会がないもんで、カラオケで大声を出してやろうと思って」

「どんな歌を歌ったの？」

「まぁ、10曲くらい歌ってみたんやけど」

「10曲も！　すご〜い！　どう、お母さん？　惚れ直したんじゃないの？　ウワッハッハッハ！」

豪快な笑い声がリビングルームに響いた。船戸はきっとマイクなしでも十分な声量で歌えるに違いない。

「いやぁ結構結構！　食欲のほうはどうですか？」

船戸は電子カルテを読み込みながら、話題を食事へ移した。

「ええ。まぁなんとか食べられてますわ……食事は、うちのが薄めの味でつくってくれるでな」

吉田さんは少し照れくさそうに、奥様のほうを見ながら言った。

「お母さんのおかげやね。煮る、茹でる、蒸すという料理法がオススメやけどね。とはいえ、食欲が湧くことが一番大事ですから、どんな調理方法だってええよ。今は食べられるっていうのが一番！　ウワッハッハッハ！」

その後、船戸は血液検査の結果を伝え、血糖値の低下がみられるため糖尿病の薬をストップしたほうがいいと提案した。

「先生にお任せします」

船戸は会話を続けながら、バチバチと派手な音を立てて、パソコンのキーボードを叩き続けた。ブラインドタッチとは程遠い。立て板に水のような会話とは裏腹に、何度も間違えては打ち直し、電子カルテを書き連ねていく。

話がひと段落すると、船戸は聴診器を当てた。最後に背中を指先でトントンした。

「学生さんの勉強のために、写真を撮らしてもらってよろしいか？　お顔は入れません。撮るのはお腹の手術痕だけ！　ええかな？」

「いいですよ。お役に立つなら」

「役に立ちます！　立ちますとも！　マッサージの資格をとるために勉強している子たちに、写真を見せながら教えたいんです。こういう手術痕の場合は、こういう手術をしたんだよ、マッサージする時はこういうことに注意して、ってね」

「へぇ、なるほどねぇ」

船戸が細かく指示を出し、中山がiPhoneのカメラで何度もシャッターを切った。撮影が行われている間、私はなんとなく棚に飾ってある、いくつかのトロフィーに目をやった。それはアマチュアの野球大会のもので10個近く飾ってあり、よく見ると〝古希〟とか〝還暦〟という文字がことごとく刻まれてあった。

「野球のばっかりです、へへへ」

トロフィーを見つめる私に、吉田さんが照れくさそうに話しかけてくれた。

「古希野球をやっておられたんですか？」

私は吉田さんに訊ねた。古希野球とは文字通り、70〜74歳という年齢枠によるアマチュア野球大会のことである。地方予選を勝ち抜くと、全国大会に出場することができる。60～69歳の還暦野球、75～79歳のグランド古希野球、80歳以上の傘寿野球もある。

「ほぉ、古希野球、御存知なんですか？」

吉田さんが私に問い返してきた。

「はい。以前、古希野球のチームを取材したことがあります」

「おお！　そうですか！」

吉田さんと私の会話が弾んでいる様子をうかがっていた船戸が、会話に入ってきた。

「吉田さん、実はね。こちらの作家さんが、私のことを取材しとるんですよ。それで、うちの病院のスタッフとか、いろんな患者さんに話を聞いて回っとる最中でしてね。いや、参りましたわ。私、きっと、みんなにボロクソ言われとるんですよ。あー、も～怖～い怖～い！」

船戸のふざけた悲鳴に、場は笑い声に包まれた。

「よろしかったら吉田さんも、この作家さんに話をしてやってもらえんか？」

「私の話なんかで良かったら、ええですよ」

船戸の提案を吉田さんは快諾してくださった。

「とはいえ、吉田さん。あんまり私のこと、悪く言わんでよ！　褒めて褒めて、ね！」

場がどっと笑いに包まれた。

「冗談冗談。良いことを言おうなんて思わんでええ。吉田さんの思ったとおり、感じたとおり、話していただけたらええですよ！」

船戸が言うと、吉田さんが笑顔で頷いた。

2日後。私はひとりで吉田さんのお宅を訪れた。吉田さんはご夫婦そろって、穏やかな笑顔で迎えてくれた。

「本日はよろしくお願いいたします。野球の話をうかがう前に、ご病気のことをうかがってよろしいですか？」

「今年の3月までは痛みも何もなく、普通に生活しとったんです。4月の半ばに精密検査して、がんがわかった。そのまま入院。いきなりステージ4って言われて。えーってなもんで」

某総合病院で手術をし、術後の通院先を2つ薦められた。そのうちのひとつが船戸クリニックだった。

「船戸さんで正解やったと思います。後ろ向きなことは絶対に言わん人やね。前向きなことしか言わん人」

「そうですね。よく笑うし、本当にポジティブな人だと私も思います」

「食事と睡眠のことはしっかり言われるね。でも、他には特にないな。睡眠導入剤のおかげで良く眠れるし、食事もとれるし。痛みもチクチクくらいで、痛み止めを飲むほどやない。今は他に特別ながん治療はしとらんね。せんでもええのか、しても意味がない段階なのか、どっちなんやろうね。ハハハ」

「……」

私が何も言えないでいると、吉田さんが言葉を繋いでくれた。

「まぁ、抗がん剤の副作用とかね。苦しい治療だとしたら、私はやらんでもええかな、と思っとる。家族にしてみりゃ、1日でも長生きしてほしいと思っとるかもしれんけど、私は寿命ならしゃーないと思っとる」

「……」

私はまた何も返事できなかった。何も言えるわけがなかった。話の矛先を変えた。

「家族構成をうかがっていいですか?」

「ああ、子供が二人。孫もおるよ。車で1時間かからないところに住んでます。以前はよく来てくれたけど、コロナ禍になってからは、たまにやね。まぁありがたいですよ」

その後、私は船戸の唱える『がんに克つ五か条』を話題にしてみた。食事、睡眠、運動、加温、笑い。

「先生、笑いが一番大事って言うね。でも、女房と二人でいて、そうそう笑うことはないねぇ。テレビを観たって、芸能人の内輪話ばっかりで面白くないしねぇ。もう観とらんよ」

「私はドリフターズを観ていた最後の世代くらいですが、あの頃は面白かったですね」

「そうやね。あの頃は笑えたね。今は、どうにもひどい」

「運動はどうですか？」

「散歩しますよ。養老公園までね。1日置きくらい、片道10分くらい。運動するのは嫌いじゃないからね。ほら、野球やってきたもんで」

「今日は、野球の話ができると思って、楽しみにして伺いました」

「野球の話ができるのはいいね」

吉田さんはうれしそうに笑った。

「中学、高校と野球部に入ってました。高校球児ではあったけど、甲子園を目指せるような強い学校やなかったもんで。ほら、昔の岐阜はケンギショー（県立岐阜商業高校）がダントツやったから。今は大垣日大なんか強いけどね」

就職してからも会社の草野球チームに入り、その後は40〜49歳枠の壮年野球、50〜59

歳枠の熟年野球、60～69歳枠の還暦野球、70～74歳枠の古希野球と、ずっと野球をやり続けてきた。還暦野球の時には全国大会に出場した。生粋の野球人だ。

「野球バカですね！」

「ハッハッハ！　おっしゃるとおり、野球バカです！」

野球を長年やってきた年配者は〝野球バカ〟と言われると例外なく喜ぶ。以前、古希野球チームを取材した際に知ったことだ。吉田さんも弾けるような笑顔を魅せてくれた。

「ポジションは？」

「ショート。打順は1番か2番か3番のどれかやったね」

守備がうまく、足が速く、打てる。三拍子そろった選手がつくポジションであり、打順だ。

「チームの要じゃないですか！　うまかったんですね！」

私は興奮し、大声を出してしまった。あわててマスクを手で押さえる私を見て、吉田さんが笑った。

「いやぁ、そんな、たいした選手やないよ。へへへ」

「実は僕、古希野球を題材にしたノンフィクションの本を、昔、書いたんです」

「ほぉ！　そうですか！　ちょっと詳しく聞きたいな」

吉田さんはそう言うと、起き上がり、ベッドサイドに腰かけた。私は当時、取材していた群馬県の古希野球チームの話をした。

定年退職後のため、週に3日も野球の練習に精を出す、愛すべき〝野球バカ〟たち。しかし最年少が70歳ということもあり、選手たちは例外なく、健康上の問題を抱えていた。

「ピッチャーは前立腺がん、キャッチャーは胃がん、ファーストは糖尿病で、ベンチでインスリン注射……そんな感じで」

「ハハハハ！　うちのチームも似たようなもんやったよ！　ハハハ！」

「そんな選手たちなんですけど、みんな全力でプレーするんですよ。70歳の選手は74歳のキャプテンに〝おまえ若いんだから盗塁しろ！〟ってゲキを飛ばされてて。そうか、70歳は若手なんだ、って僕は愕然としましたよ」

「そうそう。70歳なんて若造だよ。ハハハ！」

「ライトの選手が心筋梗塞をやっていて、医者からスポーツを止められているんです。でも打ったら全力疾走しちゃうんですよ。僕はもう心配で心配でハラハラしながら観てました」

「ハッハッハ！　気持ちわかるなぁ。そのまま死んじゃっても本望なんだよ、きっと」

「野球しながら死ねたら最高だ、っておっしゃってましたね」

「うん、わかる。わかるなぁ」

吉田さんは少し遠い目をした。

「いいねぇ！　その本、読んでみたいな」

「そうですか！　ではプレゼントさせてください。僕は明後日、いったん東京へ帰りますが、船戸先生に郵送しておきますので」

「ありがとうございます……いや、僕もね。一生付き合えるスポーツに、若いうちに出会えたのは良かったね。野球じゃなくてもええの。なんでもええ。僕の場合は野球やっただけでね」

吉田さんは話の途中から、一人称が〝僕〟に変わっていた。私も〝僕〟になっていた。スポーツはいい歳した男たちを、束の間少年に引き戻す。

「……ああ、野球したいな」

吉田さんはそう呟くと虚空を見上げた。笑顔のようにも見えたし、瞳が潤んでいるようにも見えた。

私は言葉に詰まった。すると吉田さんはまるで助け船を出してくれるかのように、次の話題に移ってくれた。

「山登りもしたいな」

「お好きなんですか？」

「好きやね。富士山も7回登った。8回目登ろうと思ったらコロナになって、がんがわかって……なぁ、富士山も一緒に登ったもんな」

吉田さんは奥様に話を振った。

「そうねぇ。4回目までは一緒にね。富士山、綺麗やったねぇ」

物静かな奥様が、笑顔になった。その後、ご夫婦は登山素人の私に、おすすめの山を教えてくれた。

「長野の白馬はええよ。夏でも雪渓があって。横切ってずっと登っていくと、花畑があるんやわ」

「お花畑が、まぁ綺麗なのよ。花屋にはない花がいっぱいなのよ」

「初心者やったら、木曽駒ケ岳がおすすめやな。２０００メーターまでロープウェイで行ける。降りたら、すぐに綺麗な花畑があるでね。そこから頂上まで４００メートルくらいかな」

「三重の御在所岳もいいわよ」

「伊吹山もええぞ」

「いいわね」

「……あれはいつやったか……槍ヶ岳……台風がきて、頂上は無理で、肩までしか行けんかったけど、きつい登りやったな。でも燕岳の尾根に出た時に、スーッと涼しい風が吹いてね。山の魅力やね、あれが。苦労して登って、パッと見晴らしのいいところへ出た瞬間がね、スーッとするよ」

吉田さんは窓の外を見ながら言った。

「野球も一緒でさ。苦しい練習やってさ、それが試合で報われるとね、うれしいんだわ。苦しかったのが嘘みたいにスーッとする。あれがええんや」


クリニックへ戻り、船戸に報告した。

「吉田さん、いっぱいお話をしてくださいました」

「それは良かった。どのくらいお話ししたんですか？」

「1時間ちょっとですね」

「えええ！　そんなに！」

「まずかったですか……無理をさせてしまいましたね……申し訳なかったです」

「いや、いいんです。よっぽど楽しかったんやね！　よかった！　ウワッハッハッハ！」

「吉田さんに、僕が書いた本をプレゼントする約束をしました」

「それはええね！　どんな本ですか？」

「70歳オーバーの、古希野球の選手たちのノンフィクションです」

「へぇ！　おもしろそう！」

船戸がそう言った時、私はあることに気が付いて愕然とした。

「ああ、どうしよう……」

私は思わず呻いた。

「どうしました？」

「実は……その本には、がんを患った選手たちもたくさん出てきます」

「うんうん」

「主要人物が、がんで亡くなるんです……そんな内容の本を、吉田さんが読んでしまうのはまずいですよね……」

吉田さんが楽しそうに話をしてくれるのをいいことに、調子に乗って本をプレゼントするなんて言ってしまった。なんという軽はずみなことをしてしまったのだろうか。うろたえる私に船戸が言った。

「何がまずいんですか？」

「え？」

「まずいことなんか何もないですよ。人は誰しも必ず死にます。がんが治らなかったら死にますし、がんが治ってもいずれ死にます」

「……」

「吉田さんは読みたいと言ったんですよね？」

「……はい」

「じゃあ読んでもらわなきゃ。約束を破っちゃダメでしょう」

おそれ

訪問診療の同行が許されてから2ヵ月後のある日。例によってクリニックを訪れると、船戸がプリウスのキーを顔の横で振りながら、言った。

「今日は訪問診療じゃありません。洞戸へ一緒に行きましょう！」

船戸は2018年に、生まれ故郷の岐阜県関市洞戸に『がん予防滞在型リトリートリボーン洞戸』を開所している。看護師やセラピストが常駐し、施設内に併設された診療所に船戸が定期的に赴く体制をとっている。

船戸は週に一度、養老町にある船戸クリニックから関市洞戸まで、定期診療に赴くため、自らハンドルを握る。高速道路を利用して約1時間の道のりを「ひとりになれる貴重な時間」として楽しんでいるのだという。

「ひとりになれる貴重な時間なのに、お邪魔してすみません」

私は多忙な船戸への取材を、この1時間の移動時間にも充てていた。

「いいんです、いいんです。男二人でおしゃべりしながらドライブなんて、楽しそうやないですか。ウワッハッハッハ！」

クリニックの駐車場を出たプリウスは、ニーゴッパを進み、大垣インターから名神高速に乗った。

「これから向かう施設は、どうしてつくろうと思ったんですか？」

「いや、もともとはホスピスをつくろうと思っていたんです。もてなしの心、いわゆるホスピスマインドで終末期の方々をケアしたいと。でも、自分ががんになって、考えが変わりましてね。ボーっとする施設をつくることにしたんですよ」

「ボーっとする？」

「ええ。大自然の中で、自身のこれまでの生活習慣と生き方を振り返って、生き方を転換できるような場所をつくろうと思って。リボーンって名前を付けたんですけどね。文字通り、生まれ変わることができる施設を目指したんです。ホスピスでも病院でもなくて」

「生まれ変わる、ですか……」

「がんを宣告されたら、どうするか？」

「……」

「見切るんです」

「……見切る？」

「がんを宣告された時点で一度立ち止まって、いままでの自分を〝死ぬ〟んです。そして、なぜがんになったのかを考えてみるんです。生活習慣を振り返ってみると、がんになった原因が見えてきます。そして今までの生き方を振り返ってみるんです。自分は本当にやりたいことをやってきたのか？　会いたい人に会ってきたのか？　行きたい場所には行けてきたのか？　そこまで考えを進めると、残された時間の中で、やりたいことの優先順位が見えてきます。たとえ長生きできたとしても人生は有限です。全部は叶えられん。だったら、やりたいことの優先順位の1位からやっていったほうがいい」

「……」

「一旦、今までの自分を死んでみると、新しい生き方が見えてくるんです。生活習慣を改めて、本当にやりたいことからやっていく。そうすると、新しい人生がスタートするんです。私はこれをリボーンと呼んでいます。一度立ち止まって、生活習慣や生き方を振り返る。これは別にご自宅でやっていただいてもいい。どこでもええんですよ。でも、都会の方なんかは何かと騒がしいでしょう。だったら、ご家族も友人も知り合いもいない、山と川と空しかない大自然の中で、ボーっと過ごしてもらったほうがいいと思うんです。要するにド田舎です。ウワッハッハッハ！

私自身ががんになった時に、生まれ故郷の洞戸で静養したんですよ。山の中でひたすらボーっとしていました。それで、自分の生活習慣と生き方を、ゆっくり振り返ることができた。そこから新しい人生をスタートしようと思えたんです。その時間がすごく良かった。手術をして、すぐに仕事に復帰して、また忙殺される毎日を送っていたら、すぐに再発していたかもしれません」

「患者さんにも、そういう時間を送ってほしいと？」

「そうです。だから自分の実家のすぐそばに施設をつくったんですよ。ロビーに置いてあるソファは、実家にあったソファですからね。ウワッハッハッハ！」

一宮ジャンクションで東海北陸自動車道へ入り、しばらく走ると、コロナの話題になった。

「コロナ禍をどう捉えています？」

船戸は禅問答のような問いかけをしてきた。

「コロナ禍というのは、病気と死の可視化だと思います」

「ほほう。なーるほどね！　聴かせて聴かせて！」

船戸は人を乗せるのがうまい。

「何人が感染して、何人が重症化して、何人が亡くなって。毎日毎日、朝から晩まで報道されてましたよね。かつて、こんなふうに報道され続けた病気はなかったですよね？」

「ないない」

「新型じゃないほうの元祖コロナウイルスとか、ライノウイルスとか、あるいはインフルエンザウイルスとか、ＲＳウイルスとか。大昔から人間が共存してきたウイルスのことを、新型コロナと同じように、毎日毎日報道したら、世間の人たちはどう思うんだろう？　って思うんです」

「なるほどなるほど」

「たぶん、新型コロナと同じように、みんなビビったと思うんですよ。ライノウイルス怖いなぁ、ＲＳウイルス怖いなぁって。でも、ウイルスって大昔からたくさんあったわけで」

「そうやね」

「ご老人とか基礎疾患のある方とか、免疫力が低下している人たちって、大昔から、風邪が悪化したり、肺炎になって亡くなること、いっぱいあったわけですよね？」

「うん。大昔からそう。毎日、世界中でものすごい数の方が、そんなふうに亡くなっていきますよ」

「でも〝今日は風邪で何人が亡くなりました〟なんてニュースはこれまで当然なかった。新型コロナで急に、すごい勢いで報道するようになりました」

「そうやねぇ」

「新型コロナが怖いんじゃなくて、人が病気になる、人が死ぬ、そんな当たり前のことを、改めて数字で毎日突き付けられて、みんな怖くなったと思うんです。〝死は身近なものなんだ〟って、当たり前のことに改めて気づいた。だから怖がったんじゃないかと。私自身がそうでしたから」

「そのとおり……コロナ禍は病気と死の可視化ね。確かに確かに」

「世の中、ワクチンを打った人、打たなかった人に分かれましたね」

「ですねぇ」

「先生は？」

「打ちましたよ」

「それは打つべきだと思われたんですか？　それとも立場上、打たざるを得なかったんですか？」

「どちらでもないです」

「？」

「打ってみたかったんです。だって史上初のｍＲＮＡワクチンですよ！　どんなもんか、体験してみたかったんです。だって、何事も経験してみないとわからんでしょう。ウワッハッハッハ！」

「その理屈は、がんと同じですね？」

「そうそう。がんにならなきゃ、がん患者さんたちの気持ちはわかりませんでしたからね。世の中にワクチンを打つ人がたくさんいるなら、私も打ってみんことには、打った人の気持ちはわかりませんからねぇ！　ウワッハッハッハ！」

「先生らしい考え方ですね」

「だからね、私はまだ死にゆく方の気持ちはわからないんです。だって、まだ一度も死んだことがないから！　ウワッハッハッハ！」

「もしかして、この話の流れからすると〝死ぬことも楽しみにしてる！〟なんて言いませんよね？」

「ウワッハッハッハ！　いやいや私だって、いますぐ死にたいなんて思ってませんよ。いずれ絶対に体験できることですから、急いではいません。人生初の体験、楽しみはとっておかないと。ウワッハッハッハ！」

プリウスは県道81号線に入り、長良川の支流、板取川に沿って走った。車窓の向こうには、釣り人の姿がちらほらあった。

「ここは何が釣れるんですか？」

「鮎、鮎」

「いいですね。塩焼き、美味しいですよね」

「ええ。私も子供の頃、よく捕まえましたね。でも、我が家の夏場の食卓は毎日毎日、鮎鮎鮎！　さすがに飽きて、うんざりしてましたよ」

「贅沢な話ですね」

「ですねぇ。ウワッハッハッハ！　ちなみに昔、この川で死にかけたんですよ」

「ええっ⁉」

船戸は〝死〟を笑いながらサラッと話すから油断ならない。

「小学校へ入学するかしないかの頃です。この川で泳いでましてね。素潜りが5メートルほどできるようになったから、得意になって向こう岸を目指したんですよ。でも思いのほか流れが強くて、飲まれてしまったんです。

水面へ顔を出そうとして、もがいても、もがいても、どんどん沈んでいくんですよ。そばに来た兄にしがみついたんですけど、〝溺れるやんか、離せ！〟って蹴飛ばされてしまって。どんどん水を飲んじゃって、いよいよダメだなと。

そうなると子供なりに腹が据わるんですよ。家の方角はこっちかなと向き直って、両親の顔を思い浮かべて。〝お父ちゃん、お母ちゃん、今までありがとう。さようなら〟って、お別れをして沈んでいったんです。そうやって覚悟を決めると、もう苦しくないんですね。安らかな気持ちになりましたから。結局、近所のお兄さんに助けられて九死に一生を得ました」

「そんなことがあったんですか……」

「雑誌のインタビューなんかで〝どうして医師になったんですか？〟と聞かれるたびにずっと〝親戚に医師もいたし、父親のすすめもあったから〟と答えてきたんです。でも還暦を過ぎた頃に、ふと気づいたんですよ。5歳かそこらの頃に溺れて、覚悟を決めて、両親に感謝して、この世にお別れをしました。あの頃に芽生えた死生観みたいなものが、のちに〝命に向き合う仕事〟に向かわせたんやないかと」

「……そうだったんですね」

私はこのエピソードを聴き、船戸に初めて会った取材初日を思い出していた。船戸は〝死〟を笑いながら語っていた。私はその笑顔にかなりショックを覚えたのだ。一体どうして、死を笑いながら語ることができるのか。この人の死生観にはまったく付いていけないと。

その謎を解くカギのひとつは、意外なことに幼少期に潜んでいたのかもしれない。私は死を過剰に恐れる子供だった。8歳の頃、父が心筋梗塞で死線を彷徨ったことで〝死〟に過敏になり、学校を途中で帰ろうとしてしまうほど怯えていた。対して船戸は5歳の頃に溺死しそうになり、薄れゆく意識の中で両親に感謝をし、お別れを告げたのだ。そして、その経験で培われた死生観が、のちに船戸を医師の道へと進ませた。

船戸と私はそもそも〝おそれ方〟が違ったのだ。辞書によれば「恐れる」は、こわがり、不安を抱くこと。「畏れる」は圧倒的な存在に対して、つつしんでうやまうこと、とある。私は死を〝恐〟れ、船戸は死を〝畏〟れたのではないか。

船戸の死生観の輪郭のようなものが見えてきた気がした。さらにこのあと取材で掘り下げていけば、船戸の死生観の核心に迫ることができるかもしれない。

第3章

ブラックジャックの挫折 赤ひげの憂鬱

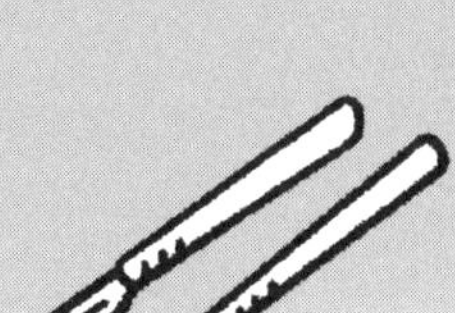

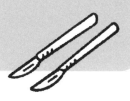

折り紙

洞戸での定期診療を終えた船戸は、養老町のクリニックへ戻るため再びハンドルを握っていた。

「川で溺れた時に芽生えた死生観が、のちに自分を医師の道へ進ませたのかもしれない、とおっしゃっていましたね」

「ええ。今思えば、たぶんそうだと思うんですよねぇ」

「でも、医者といってもいろいろです。内科、外科、眼科、耳鼻科……勤務医、開業医……外来に在宅……臨床ではなく研究の道もありますし……。先生は、どういう医者になりたいと思っていたんですか？」

「高校生の頃に、医者になろうと進路をはっきり決めたんですけどね。自分の中の医師像みたいなものは、2つありましたね。ひとつは〝往診カバンを自転車のカゴに入れて、田んぼの畦道を走っている姿〟です。これは今現在の私ですね。白転車じゃなくて、プリウスですけど。ウワッハッハッハ！」

船戸はハンドルを軽く叩いて笑った。

「もうひとつの医師像というのは？」

「ずばり、ブラックジャックですよ！　医者になるなら、やっぱりメスを振るう外科医がカッコいいやないですか！　憧れましたねぇ！」

『ブラックジャック』は言わずもがな、手塚治虫による医療漫画の金字塔である。医師免許を持たない天才外科医〝ブラックジャック〟こと間黒男（はざま・くろお）の活躍を描いた名作だ。無免許ながら、唯一無二の天才的メスさばきで、ブラックジャックは超難手術をことごとく成功させていく。令和の時代に還暦を越えている外科医や元外科医の多くが、ブラックジャックを意識したことがあるはずだ。私の取材経験でも、彼らがブラックジャックの名前を出す機会は多くあった。船戸もまた例外ではなかったのだ。

しかし、船戸は憧れだった外科医になる夢を叶えたにも関わらず、やがてメスを置くことになる。一体何があったのか？　私は船戸本人、ご家族、クリニックのスタッフなどへ取材を重ね、船戸の半生を追った。

愛知医科大学を卒業後、船戸は消化器外科医としてメスを振るい続けた。子供の頃から手先が器用だった船戸は、水を得た魚のように躍動した。あらゆる消化器系のがん細胞を斬って斬って斬りまくった。難手術であれば、なおさら燃えた。

がん細胞は船戸にとって、この世で最も憎むべき敵だった。余さず綺麗に斬り落とした時には、震えるような感動と達成感を得た。笑顔で退院していく患者に手を振り返す時、医師という職業を選んで良かったと心から思えた。

しかし、勝ち戦ばかりではなかった。敵は手強かった。胃がんを患った40代女性を執刀した際のこと。チームワークも良く、船戸のメスさばきは冴えわたった。結果、がんは綺麗に切り取られ、出血量は少なく、短時間で片がついた。自他ともに認める会心の出来。ところが、その女性はほどなくして再発し、亡くなった。

「オペは完璧やったのに……なんでや!?」

手技が上達し、相当うまく切り取れたと自信を深めていた分、ショックは大きかった。かと思うと、正反対のことも起こった。開腹したところ、がんがあちこちに転移しており、すべてを切り取ることができなかった。1985年当時の医学的風潮に則り、本人には事実を告げず「無事に終わりました」とだけ伝えた。罪悪感に胸が締め付けられた。

綺麗に切り取ってもがんは再発することがある。ましてや、今回は切り取れなかった。船戸はその患者の病状がいつ悪化するかを気にかけていたのだが、3ヵ月が過ぎ、半年が過ぎても、その兆しは見られなかった。ましてや検査の数値は日を追うごとに改善していった。そしてある日、画像診断で船戸は愕然とするのだ。

「嘘やろ……ぜんぶ取り切れんかったのに……なんで!?」

がんがすべて消えていたのである。笑顔の患者と手を取り合って喜んだ。しかし部屋で一人になると、船戸は頭を抱えた。わけがわからなかった。

その後も、船戸の苦悩は続いた。あるスキルス胃がんの女性患者は、すでに手術ができない段階にあった。当時は外科医が抗がん剤治療も手掛けていた時代であり、船戸は担当医として彼女に抗がん剤治療を施していた。

強烈な副作用は彼女から一切の笑顔を奪った。船戸は来る日も来る日も、彼女の苦悶に歪む表情をみて、心を痛めた。しかし2月下旬のある日のこと。彼女が笑っていたのだ。船戸は驚き、わけをたずねた。聞けば、来るべき3月3日の病院のひな祭りイベントに際して、病棟看護師が「お内裏様とお雛様を折り紙でつくりましょう」と提案したのだそうだ。

ペーパークラフトが大好きだという彼女は、嬉々として折り紙を折った。抗がん剤の副作用による麻痺で、手がうまく動かせない。それでも彼女は震える手で、笑顔いっぱいで折り紙を折っていたのだ。

「私、入院してから初めて、生きていて良かったと思いました」

3月3日。彼女はベッドに横たわったまま、ひな祭りの飾りつけを観て笑った。そして翌日、息を引き取った。

船戸は頭が真っ白になった。

時空を超える葛藤

医師は良かれと思って治療を続けた結果、彼女から笑顔を奪い、生きる喜びを奪った。看護師は折り紙ひとつで彼女に笑顔と生きる喜びを取り戻した。船戸は無力感に苛まれ、医師である自分を責めた。この皮肉、この矛盾はなんなのだろうか？　そもそも医療とはなんだ？　生きるとはどういうことなんだろうか？　船戸は悩んだ。

がんをメスで治す。そう信じてきたが、どうやら違う。メスはがんを切り取るものであって、治すものではない。がんを治すのは患者自身だ。患者の持つ自然治癒力なのだ。だからこそ、メスでがんを綺麗に切り取っても、患者自身に自然治癒力が足りなければ再発しても不思議はない。逆にがんがすべて切り取れなくても、患者自身に治す力があれば、がんは消えていくこともある。だとすれば、医療はあくまでも患者が自身を治そうとする際の手助け、サポートをする存在なのではないか。

船戸のそうした苦悩は、決して個人的なものでも、奇抜なものでもなかった。古《いにしえ》より、医療の抱える矛盾、宿命のようなものに悩み、向き合ってきた医師は多く存在した。文豪・山本周五郎は、江戸時代中期の漢方医・小川笙船《おがわしょうせん》をモデルに、小説『赤ひげ診療譚』をしたためている。

主人公の「赤ひげ先生」こと新出去定《にいできょじょう》は、幕府の無料医療施設『小石川養生所』の所長を務める、壮年の医師。確かな医術を持ちながら、貧しく不運な庶民を、身体のみならず心ごと診た。むしろ患者たちの生き方や心の在り様にこそ治療のヒントを見出した。

赤ひげは作中で、こんなことを語っている。

「あらゆる病気に対して治療法などはない。医術がもっと進めば変わってくるかもしれない。だがそれでも、その個躰のもっている生命力を凌ぐことはできないだろう」

「医術などといってもなさけないものだ、長い年月やっていればいるほど、医術がなさけないものだということを感ずるばかりだ、病気が起こると、或る個躰はそれを克服し、べつの個躰は負けて倒れる、医者はその症状と経過を認めることができるし、生命力の強い個躰には多少の助力をすることもできる、だが、それだけのことだ、医術にはそれ以上の能力はありゃあしない」

『赤ひげ診療譚』（山本周五郎著・新潮文庫　55ページより抜粋）。

船戸は時空を超えて医師が突き当たる命題に向き合い、今後の医師人生を自身に問うた。

切れるものは切ったほうがいい。手術はがんの対症療法において最も有効な手段のひとつだ。その考えに変わりはない。しかし、がんを切る外科医は自分以外にもたくさんいる。だったらメスは他の外科医に任せて、自分は別のアプローチで患者と向き合ってはいけないか。すなわち、そもそもなぜ病気になるのか？　がんになるのか？　その原因を探ったうえで治療方針を立て、生活習慣を変えていく医療である。

外科医になって11年目。船戸はメスを置く決心をする。目指したのは、船戸いわく「様々な医療のいいところどり」。西洋医学はもちろん、東洋医学、伝統医療、様々なセラピー、心のケアまでを包括した統合医療だった。外科医時代、もう術がないと匙《さじ》を投げられ、絶望に打ちひしがれた患者たちを数えきれないほど見てきた。そういう患者たちに「まだやれることはある。だからあきらめなくていい」と手を差し伸べられる医療を船戸は目指したのである。

同時に、外科医として日々目の当たりにしてきたのが「がんが治らなかったら死ぬが、がんが治ってもいずれ逝く」という現実だった。会心の出来だった手術の後、再発して亡くなった方々。手術ではすべて切り取れなかったものの、自然治癒力によって寛解した方々もまた、時が経てば鬼籍に入っていった。どんな最先端の医療をもってしても、世界最高の医療チームが全力を尽くしたとしても、いずれ人は死ぬ。絶対に不死は実現できない。だとすれば、生きている時間を最期の瞬間まで輝かせるサポートができないか。

船戸は多くの終末期患者から「家に帰りたい」という本音を何度も聞いてきた。しかしほとんどの患者は、いや、ほぼすべてといっていい患者たちが病院で最期を迎えていった。病院は治す場所であって逝く場所ではないはずなのに、人々は先祖の遺影や陽光を取り入れる障子に囲まれてではなく、各種モニターに見張られるようにして逝くばかり。なぜか。訪問診療・往診に対応できる在宅医が当時圧倒的に不足していたからだ。

1990年代前半。平成という時代が幕を開けたばかりの頃、在宅医療や緩和医療といった言葉は、まだまだ世の中に浸透していなかった。大病院志向が加速していくなか、往診など昔ながらの在宅医療は絶滅寸前だったのだ。家に帰りたいという患者の希望。それは在宅で安心して医療を受けられる環境が整えば叶うはず。船戸は統合医療を推し進めるのと同時に、誰しもに訪れる死を見据えた在宅医としてのやり甲斐も見出したのである。

高校生で医師を志すようになった頃から、船戸は胸の内に2つの医師像を隠し持っていた。ひとつは「ブラックジャック」。もうひとつが「往診カバンを自転車のカゴに入れて、田んぼの畦道を走っている姿」だった。船戸は奇しくも、一度の人生で、もうひとつの医師人生を生きることになったのである。

船出

１９９４年。開院したばかりの真新しいクリニックでは閑古鳥が鳴いていた。都会ではいざ知らず、田園風景の中に突如として現れた瀟洒な建造物は、完全に浮いていた。来院患者を癒す目的でつくられたこだわりの木造建築は、地元民の目にカフェやレストランのように映ったのかもしれない。そしてそれが病院だとわかれば、ますます警戒の目を向けられた。

ピカピカの診察室には、待っても待っても患者が来ない。開院からわずか数カ月で、船戸は心が折れた。開業のリスクを強く訴えていた妻の博子の顔をまともに見ることができなかった。スタッフも雇ってしまったが、傷が深くなる前に閉院しようか。そんな思いに何度もとらわれるものの、そうはいかなかった。開院するためにこしらえた多額の借金はどうする？　まだ幼い子供たちをこれからどう食べさせていくというのか？　静まり返った待合室が視界に入ると、船戸は胃がキリキリと痛んだ。

悩める35歳の医師のもとへ、少しずつやってきてくれるようになったのは子供たちだった。年配層は近づいてもくれないが、若い母親たちは子供の手を引き、恐る恐るエントランスをくぐってくれ、若いおひげの先生と朗らかな女医さんに、心を許してくれるようになった。

とはいえ、なんせ患者が少なすぎた。崇史と博子は親子の一組一組を、じっくり時間をかけ、丁寧に診た。するとママたちの間で評判が良くなり、やがて待合室は親子連れで少しずつ埋まっていった。

どうにかやっていける。船戸は新参者の若い医師を頼りにしてくれる親子連れに、深く感謝した。ましてや船戸は子供が大好きだった。丁寧な診察は口コミで広がり、日を追うごとに小児患者は増えていった。しかしそれは船戸の志とは真逆といっていい現実だった。がん患者の力になりたい。匙《さじ》を投げられ絶望する末期がんの患者に、統合医療という可能性を提供したい。生きている時間を輝かせる手助けをし、最期の時を本人の希望にできるだけ副いたい。「家に帰りたい」と望む終末期患者のために、この岐阜の地に在宅医療の基盤を築きたい。その一心で、妻を説き伏せ、多額の借金をこさえて、漕ぎ出したはずだった。蓋を開けてみれば、待合室にいるのは、終末期とは真逆の、限りない未来に踏み出そうとする子供たちだった。

自分の理想や夢と正反対の方向へ、現実が加速していく。おひげの先生として、子供たちに満面の笑みで接しながら、船戸崇史という一人の人間は、皮肉な矛盾の穴に深く深く落ちていった。

「この当時の記憶が、ところどころないんです。というのも、鬱状態でしたから。眠れない日が続いて、眠剤なしではいられなかった。本当に辛かったですねぇ」

いつも大笑いしている船戸が苦々しく笑い、肩をすぼめた。本当に辛かったのだろう。

「だから、この当時のことは、あんまり思い出せないんです。ごめんなさい。堀田ちゃんなんかのほうが、私より詳しいかもしれん」

「堀田ちゃん？」

「医療事務の主任です。開院当初からの最古参スタッフです。うちの歴史を全部見てきた生き証人やね。ハッハッハ！」

「堀田さんをはじめ、スタッフのみなさんに話をうかがいたいのですが」

「えー、ほんとに？　参ったなぁ〜。私、ボロクソに言われるかもわからんね〜」

「大丈夫ですよ。僕も物書きの端くれですから〝取材源の秘匿〟は守ります」

「しゅざいげんのひとく？　なんですか、それ？」

「情報提供者が特定できるような情報を、外部へ絶対に漏らさないということです」

「ん？　どういうことですか？」

「もしも、先生のことをボロクソに言う人がいても、先生の耳には絶対に入れません。だから先生が傷つくことはありません」

「……ん？　いやいや、なんですかそれ！　余計に嫌ですよ〜！」

「ハハハ！」

「ハハハじゃなくて！　まぁ、みんな面白い人たちですよ。私なんかよりずっとね。ウワッハッハッハ！」

私は、船戸の記憶の欠落部分を埋めたかったのはもちろん、スタッフへの取材によって、船戸の新たな側面や、船戸自身が自覚していなかった死生観の素材のようなものが拾えることを期待した。

ところが、取材を進めていくと、船戸が言うとおりスタッフは船戸を凌ぐ個性派揃いだった。彼らの強烈な個性に、船戸もまた大いに感化されていることもわかってきたのである。それはまるで星々が互いに引力を及ぼし合っているようだった。

第4章 太陽の宿命

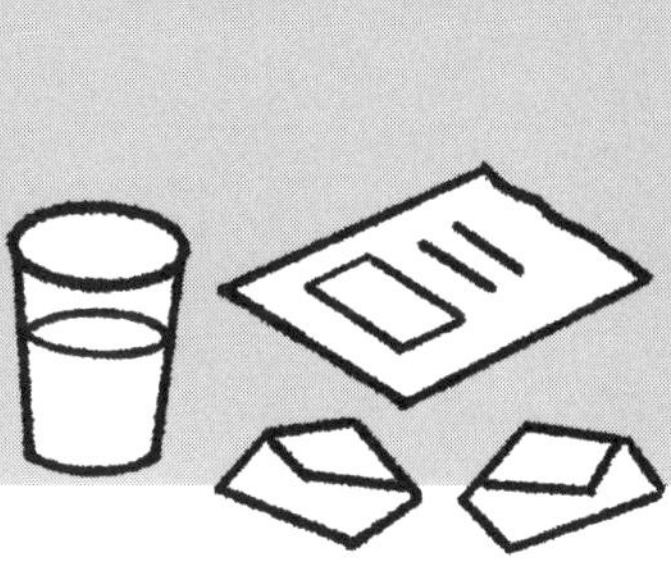

堀田尚子の笑顔

待合室はごった返している。病院というところは、ごく一部の人を除いて来たくて来ている人はほとんどいない。みな病気なり怪我なり、何らかの不調を抱えてやってくるわけだからイライラと不安に苛まれている。沸点が低い。「どんだけ待たせるんや！」と怒鳴るおじいさん、にらみつけて無言のプレッシャーを送り続けるおばさん、丁寧語で嫌味を言う主婦、「帰りたい！」と泣き出す子供。

ましてや船戸は一人ひとりに対する診察時間が長い。必然的に、患者たちの待ち時間は長くなる。よって患者たちのストレス、イライラ、不安は倍増する。

病院という世界の中で、患者たちの苛立ちの矢面に立つのは間違いなく受付業務である。堀田はそんな修羅場にあって、常に満面の笑みをたたえている。そしてちょくちょく「アハハハ！」と声を出して笑う。笑いながら激務をことごとくこなしていく。問診票を患者に記入させ、書き終わったものを医師または看護師に手渡し、血圧測定器を使う患者の補助をし、レセプト（診療報酬明細書）業務をこなし、後輩スタッフの質問に答え、初診のおじいさんに「トイレはどこかね？」と尋ねられ、電話対応をし……堀田はすべてを笑顔でこなしていく。

医療事務および受付の主任を務める堀田は、2023年で勤続29年目を数える最古参スタッフである。

取材をお願いし、スタッフの控室で待っていると、彼女は息を切らして走ってきた。

「ごめんなさい！　遅くなりました！」

約束の時間の1分前にも関わらず、彼女は謝った。昼食休憩を潰して駆けつけてくれたのだから、謝りたいのはこっちだ。

「いま、お昼休みですよね？　どうかお気になさらず、お昼ご飯を食べながらでも、おしゃべりいただければ」

「大丈夫ですよ〜！　もうお昼は済ませてきましたので！　アハハハ！」

嘘だ。5分前の時点で受付業務に奮闘している姿を私は確認しているのだ。

「えっと、私、どうすればいいですか？　取材なんて受けたことないですし。何も面白いこと、話せないですよ！　アハハハ！」

堀田は私の目をじっと見つめ、頷きながら、常に笑顔で話してくれた。

さかのぼること30年前の1993年。時代は就職氷河期だった。どうせ頑張ったところで報われない。就活にまったく身が入らなかった堀田尚子は（でも短大を卒業したら、できるだけラクな仕事に就きたいな）と夢想していた。

車でニーゴッパを走っていると、クリニック開院の看板が視界に飛び込んできた。受付、事務という文字を「……ウケツケ、ジムねぇ」と口に出しながら堀田は思った。（へぇ。病院の事務員かぁ。ずっと座ってるんだからラクそう）何の予備知識もなく、下調べもせず、クリニックの面接に臨んだ。

院長からの質問に答えながら（ひげの先生、体がクマさんみたいにパンパンだぁ）と思った。隣でにこにこ笑っている副院長を見て（朗らかな女医さんだなぁ。やさしそうなご夫婦だな）と好感を抱いた。堀田がこれまで一患者として接してきた医師たちは、みな素気なかった。どちらかといえば怖かった。そんなイメージが覆された。

同時に堀田は一抹の不安も覚えていた。若くやる気に溢れた医師に接して、その志の高さに少し気圧《けお》されたのだ。（病院の事務ってずっと座ってるんだからラクそう）というペラペラな動機ゆえに、バリバリ頑張る職場は遠慮したかった。また、船戸の高邁な志とこだわりの強い木造建築が相まって、スピリチュアルな匂いを感じた。とはいえ、そんな不安を抱いたところで意味がない、と思い直した。「だって受かるわけないし」

「えー嘘でしょ……」

面接に合格し、あっさり就職が決まってしまった。堀田はこの時、医療事務の資格を持っていなかった。そもそも医療の世界がどういうものなのか、まったくわかっていなかった。たまたま見かけたニーゴッパ沿いの看板に吸い寄せられただけのことなのだ。

堀田が不安を口にすると、船戸は笑った。

「医療事務は無資格でもできるから大丈夫です。先輩に聞きながら、やりながら覚えてもらえればいいですよ〜。ハッハッハ！」

1994年（平成6年）2月4日、開院。クリニックのスタートと堀田の社会人としてのスタートはほぼ同時だった。

開院してしばらくは、暇な日が続いた。（ぜんぜん患者さん来ないなぁ。これでお給料もらえるのはラクでいいけど……クリニックやっていけるのかな。こんなんじゃ潰れちゃうんじゃない?）。

やがて、ぽつぽつと小児患者が来院するようになり、待合室は少しずつだが親子連れで埋まるようになってきた。医療事務のベテランスタッフは、テキパキと仕事をこなしている。堀田は右往左往するばかりだった。なにか質問をしようと思っても、忙しく動き回るスタッフの手を止めてしまうのは気が引ける。いや、そもそも何をどう質問していいのかもわからなかった。「わからないことは聞いてね」と先輩スタッフがやさしく言ってくれるのだが、何がわからないのかすら、わからない。座ってるだけのラクなお仕事。そんな幻想は見事に崩壊した。

大型の病院では、受付業務と医療事務は分業されている。しかしクリニックなどの規模では、受付と医療事務は兼業となる。堀田は患者が増えていくたびに、焦りが募った。レセプト（診療報酬明細書）業務は理解できないし、子供たちは騒いで待合室を走り回るし、若いママさんに「あと、どのくらい待ちます？」とにらまれるし。

院長は一人ひとりを丁寧に診るため、診察時間が長かった。必然的に患者たちの待ち時間は長くなる。当然、イライラや不安は大きくなっていく。そんな険悪な雰囲気の中で、堀田は何もできなかった。患者は口にこそ出さないものの、自分に対し（あんたは全然使えない）という烙印を押しているように、堀田には感じられた。そして実際にクレームを出されたり、小馬鹿に見下したような視線を感じると、堀田はいよいよ追い込まれた。（役に立たないばかりか、これじゃ給料泥棒だ。辞めよう）と、何度も思い詰めた。

「笑って！」

日々、生気を失っていく堀田に、ベテランの日比法子が言った。

「院長先生だって、いろいろ大変だと思うけど、いつも笑ってるでしょ。だから私たちも笑おう。ね！」

確かに院長はいつも笑っている。私の何倍も疲れ、悩んでいるはずなのに、いつも笑っている。釣られるようにして、看護師たちも、先輩同僚スタッフたちも、みんな笑っている。いや、先輩スタッフたちが笑っているから、院長も釣られているのかもしれない。どちらにせよ、毎朝（今日こそ辞めるって言おう）と思っても踏みとどまってこれたのは、みんなが笑顔だったからだ、と堀田は気づいた。日比は言った。

「人ってね。ニコニコしている人に、あんまり怒れないもんだよ」

堀田は笑うようになった。仕事ができなくても、せめて笑っていようと努めた。やがて日比の親切な指導で事務作業も理解が進み、待合室の混乱も冷静に回していけるようになった。

気が付けば29年目。最古参スタッフとして、堀田は今日も笑っている。その笑顔は患者の不安や苛立ちを和らげるばかりでなく、船戸を救っている。どれだけ疲れていても、どれだけ腹立たしいことがあっても、堀田の笑顔をみるたびに、船戸は思わず釣られてしまうのだ。どれだけ完璧な感染対策をしたとしても無駄だ。堀田の笑顔は強烈な感染力で、船戸に笑顔をうつしてしまう。

大橋朋香の涙

以前、船戸は言っていた。

「外来もそうですけど、特に在宅医療というのは、もう看護師なくしては絶対に成り立たないんです。医師の役割が2～3割あればいいほう。7割以上の実務は、看護師が担っているんですよ。私は頭が上がりません。どうして世の中の医者たちは、偉そうな人が多いんでしょうね。看護師がいなかったら何もできないくせに」

大橋朋香は、在宅部門の部長であり、訪問看護・往診の責任者であり、訪問看護ステーションの管理者である。

業務は多岐にわたる。管理者として部下のコントロールをしながら、自らも現場に出る。医師の指示の下、検温、血圧測定、排泄管理、採血、点滴、痛みを緩和するモルヒネの投与など、やることは山ほどある。

「24時間対応できる形で動いていますが、私ども訪問看護師がご家庭にうかがうことができるのは実質1時間くらいのものです。ご家族で過ごす残りの23時間をいかに安心していただけるか。私どもがうかがう1時間というのは、そのための準備の時間といってもいいかもしれません」

デパートの迷子のお知らせのアナウンスのような、落ち着いた声。人間の聡明さというのは30秒かからずにわかるものだ。

大橋はかつて岐阜県の羽島市民病院の消化器外科で5年間勤務したが、結婚・出産を機に夜勤がない職場を探していた。ある日、ニーゴッパを走っていると、花壇の美しい建物に目を奪われた。最初はクリニックだとは気づかなかった。

直感で決めた新しい職場だったが、院長との思わぬ縁に驚いた。大橋と時期が被ることはなかったのだが、船戸はかつて羽島市民病院の消化器外科でメスをふるっていたのだ。

市民病院に勤務していた頃、大橋は〝いかに正確に早く〟という医療を求められた。多くの市民が訪れる基幹病院としての使命がそのまま、そこで働く医療者に求められたわけである。看護師としてスキルアップするうえで、極めて恵まれた環境だった。

同じ車でもトラックと軽自動車が違う乗り物であるように、地域の基幹病院と個人のクリニックは、同じ〝病院〟という括りでも、まったく違う世界。そのことを大橋はクリニックで働き始めてすぐに痛感した。

船戸は一人ひとりの診療に時間をかけ、コミュニケーションをとっていた。まるでご近所の井戸端会議のように、診察室ではしょっちゅう笑い声があがった。船戸が冗談を連発し、患者を爆笑させていたのだ。また、患者の話で船戸が笑い転げてもいた。こういう医療もあるんだな。大橋は新鮮な驚きを覚えた。しかし、大橋が最も驚いたのは船戸の猛烈な働き方だった。

閑古鳥が鳴いていたクリニックに、親子連れがやってきてくれるようになり、船戸は来る日も来る日も、小児患者を丁寧に診続けた。加えて、地域の会合や老人会に顔を出し、学校保健会の講師も買って出た。地域に溶け込み、草の根で地元民との信頼を築いていくと、待合室には次第に年配層も増えていった。また終末期のがん患者など、在宅医療の依頼も増えていった。

1997年にはリハビリセンターを、2000年に介護保険が導入されると在宅医療の要となる訪問看護ステーションとケアプランセンターを開所。志と現実とがリンクし始め、船戸は思い描く理想の医療を実現させるため、我を忘れて汗を流した。

「船戸先生のことを、ちょっと悪意をもって〝理想主義者だ〟という人はいます。でも、先生はめちゃくちゃ努力しているし、すごくドライでシビアな面もあります。金銭感覚もすごくシビアですよ。私は先生にすごく鍛えていただいて、育てていただいたと思います。とてもかわいがっていただいた。でもそれは、私が必死にステーションの運営とか往診の体制を維持しているから。なんとか結果を出しているからだと思います。私のことを無条件にかわいがってくれているなんて、そんな勘違いはしていません」

　患者が安心できる環境をつくること、病院の経営が安定すること。どちらが欠けても医療は成り立たない。患者側に寄りすぎれば経営は傾くし、経営に偏れば患者は離れていく。双方のバランスをとりながら、大橋はなんとか結果を出し続けてきた。だからこそ重用されているのだ、と大橋は考えている。

「よく笑って、情に厚くて、豪快で、損得を考えずに突っ走る。そんな人柄に見られがちですよね。でも院長は理想を実現するために、ものすごく努力と計算をされていると思います。だからこそスタッフが１５０名を超えるグループをつくり上げることができたんだと思います」


　大橋が入職した当時、船戸は週５日のペースで訪問診療・往診に出ていた。午前の外来を終えると、午後は訪問診療・往診で走り回り、帰ってくるなり夕診をこなした。休憩もろくにとらず、移動中の車の中でコンビニおにぎりとスナック菓子を清涼飲料水で流し込み、１日中駆けずり回っていた。四十にして惑わず。41歳の船戸は迷わなかった。理想の医療に向けて全力疾走していたのだった。

怒涛の外来夕診が終わり、一息つこうとしたところで患者から「えらい」という電話が入る。「えらい」というのは東海地方の方言で「しんどい」という意味だ。船戸は次の瞬間には往診車へ向かって走り出しているのだ。一杯の茶も飲まず、軽食をとる間もなく、船戸は飛び出して行ってしまう。大橋は手を付けたサンドイッチを口の中に押し込んで、あわてて背中を追うしかなかった。

博愛であれ、正義感であれ、ヒロイズムであれ、ナルシシズムであれ、金儲けであれ、動機はなんだっていい。船戸はとにかく患者のもとへ走った。その圧倒的な熱量に大橋は感動とともに、圧倒されていた。

そして船戸のエネルギッシュな〝動〟の部分だけではなく、〝静〟の部分も「とても好き」だと大橋は言う。

「先生は看取りが終わった後、ご家族にお話をされます。毎回です。〝死というのは、忌み嫌うものでも、悲しいものでもありません。肉体がなくなっても、あなたたちの心の中で生きています。いずれ私たちもそうなります。だから大丈夫です〟と」

大橋は船戸の話を聴くご家族の、潤んだ美しい瞳を見る。潤んだ瞳からこぼれる涙を見ると、自身の涙腺も緩むと同時に、医療人として使命感と誇りが奮い立つのだという。

井原幸子の耳

辞書によると、〝聞く〟と〝訊く〟と〝聴く〟は違う。〝聞く〟は、音や声が自然に耳へ入ってくること。〝訊く〟は、尋ねるという意味。〝聴く〟は積極的に耳を傾けることだ。

外来の看護師長を務める井原幸子は〝聴く〟人だ。船戸のように豪快に笑うのではなく、いつも静かに微笑んで、耳を澄ませている。

宮城県白石市出身の井原が看護師を目指した理由は、母の姿だった。母は自宅で両親を長年看ていた。毎日毎日、食事も入浴も排泄処理もすべて一人でこなしていた。

昭和40年（1965年）当時、リクライニングベッドなど存在しない。畳んだ布団に両親をもたれさせ、母は一口ずつ、両親の口元へ食事を運んでいた。娘はそんな母の姿を見つめながら育った。

開業医のもとで働きながら看護学校に通い、国家試験合格後は愛知県へ移住し、済生会病院などで働いた。

2005年。結婚・出産で現場を離れていた井原は、復帰の場を探していた。家から近く、子育てと仕事を両立させられる職場。新聞広告でたまたま見つけたのが船戸クリニックだった。

何の下調べもなく面接に臨んだ。コテージのような佇まいのクリニック。戸惑いながらエントランスをくぐると、院内は消毒の臭いがしない。耳を澄ませると、うっすらとオルゴールのBGMが流れている。次の瞬間には、診察室からドッと弾けるような笑い声が聞こえてきた。

(え、なんで笑ってるの？　ちょっと……怪しいところに来ちゃったのかな……おかしなところだったらやめよぉ……)

明るく朗らかな院長夫妻のもと、井原は〝お試し〟のつもりで働いてみることにした。国家資格を持つ看護師の強みである。ここは自分に合わないと思えば、何度でも職場を選び直すことができるのだ。

しかし、井原はすぐには去らなかった。いや、去れなかった。自宅の近所の人たちが何人も通院していたのである。ご近所さんたちはクリニックで井原に会うと、みな笑顔で手を振るようになった。

井原がクリニックを去らなかった理由はもうひとつあった。聴診器である。聴診法は、心音や呼吸音に耳を澄ませ、病態を診断する方法のひとつだ。心肺だけでなく、腹部に当てることで消化器の調子も推し量ることができる。しかし、検査機器の進歩に伴い、医師たちは次第に聴診器に頼らなくなっていった。

井原が知る限りでも、聴診器を当てる医師は目に見えて減っていた。しかし、船戸はどんな患者にも必ず聴診器を当てた。聴診法は極めて原始的かつシンプルな診療方法であるため、使いこなすのが難しい。各臓器が発する音の調子を聴き、診断材料にできるのは経験豊富な医師でなければならない。

船戸は聴診を重視し、時間をかけて丁寧に行う。井原はその姿を見るのが好きだったし、笑い声が絶えない診察室に訪れる、束の間の静寂が好きだった。

2023年現在。師長となった井原は「クリニックに来て、気が付いたら18年経ってました」と笑う。そして続ける。

「私、18年ずっと続けてきたことがあるんです。よその病院で〝もうできることはない〟と言われて、うちへやってくる末期がんの患者さんに、院長がどんな言葉をかけるのかを聴くことです。不安と苦痛でいっぱいの患者さんを、どんな言葉で包むのか。じっと耳を澄ませて聴いてます。先生の言葉、すごくやさしいです。18年経っても、いまだに感動します」

船戸は患者の心と体の声を聴き続けてきた。井原は船戸と患者の間に流れる絆を聴き続けてきたのだ。

増田芳照の記憶

「この職業を志したのは、いつ、どんな動機からですか？」

「実は……そもそも僕は料理人になって、自分の店を持ちたかったんですよ」

増田には中学生の頃から夢があった。そのため高校を卒業後、朝から夕までトラックの運転手をし、そこから深夜まで、飲食店で調理師としてアルバイトした。ろくに眠らず、めちゃくちゃに働いた。

無理が祟って肝炎になり、入退院を繰り返した。もうあんな働き方をしちゃいけない。なにか別の生き方を探さないと、また体を壊してしまう。増田はもともと人とのふれあいが好きで、だから飲食という接客業を志した。しかし、自分の店を持つという夢は体調を崩したことで難しくなった。雇われの調理師として生きていくつもりはない。心機一転、何か別の、人と接する仕事を探そうと思った。折しも介護保険が始まる時代。増田は福祉の専門学校に入学した。

様々な講師が教えにきていた。つまらない講義の時は眠気と戦うのに必死だったが、ひとつ楽しみにしている講義があった。

医学の講義に来ていた〝ひげの先生〟の話に、増田は引き込まれた。生命力の強い植物の話だとか、胎内記憶についてだとか。話が上手いため、どんどん興味をそそられた。平成14年（2002年）。25歳の増田は船戸クリニックの一員となった。介護士として就職したが、受付業務、リハビリ施設の助手など様々なポジションを経験した。「介護士ではなかなか経験できないことをやらせてもらった」増田は、施設の仕組みだとか流れというものを一通り把握することができた。

さらに船戸は、訪問診療・往診の助手として増田をたびたび同行させた。そこで増田は在宅医療の理想と現実を目の当たりにすると同時に、船戸のそばで助手を続ける中で、そのやさしさを感じた。

船戸を追ったドキュメンタリー番組『がんの声を聞け！』（テレビ愛知）の中で、船戸はインタビューにこう答えている。

「いろいろ試したけど、もう打つ手はありません。そう言われて、泣きながらうちへ来られる患者さんがたくさんいますよ。効く、効かないはもちろん大事です。でも、他にも術がある。そう思えること自体が必要なんです。患者さんの生きる術が広がるということだから」

希望を失ったら人は歩けない。船戸はしゃがみ込んで歩けなくなったがん患者に、すっと手を差し伸べる存在であろうとした。歩いていくのは患者自身だが、最初の一歩を踏み出す際、つかまり立ちするための、手すりであろうとした。

船戸はこうも言った。

「がんは涙のようなもんです。医学というのは、流れてきた涙を拭うということ。でも、拭いても拭いても涙は溢れてくる。どうして涙が流れるのかを知らないといけないんです。そやないと、涙は止まらないんですよ」

院長先生はやさしすぎる、と増田は思っていた。なぜそれほどまでに他人のために精力的に動けるのだろうか。増田はその情熱の泉をひとつの風景に見た気がした。

69歳のSさんは乳がんが進行し、リンパ節転移、多発性骨転移が判明。担当医に「もうできることがない」と言われ、船戸クリニックを頼った。2月の時点で「今年の桜は見られない」と嘆いていたSさんを、船戸は花見に誘った。Sさん本人も献身的な介護を続けるご主人も、思わぬ提案に大喜びだった。

花見の前日。溜まった胸水が肺を圧迫し、Sさんは呼吸困難に陥った。船戸は往診で胸水を抜き、オピオイドを増量し、Sさんの回復に賭けた。

当日。復調したSさん、ご主人、船戸、増田など総勢14名で花見に繰り出した。Sさんはストレッチャーだったため、桜を見上げる形になっていた。

「一番贅沢な見え方じゃない！　いいね！　ウワッハッハッハ！」

船戸の笑いに、Sさんも釣られて微笑んだ。一行は桜の下をゆっくり進んだ。増田は桜ではなく、一行のやや後方から、ストレッチャーのSさんとともに歩いていく船戸の後ろ姿を見つめていた。（こういう医療があるのか）。福祉の専門学校では教わらなかった医療の形に、増田は心が震えた。

最期の瞬間まで命を謳歌しようとする患者に、船戸は日々教えられているのではないか。懸命に生きるということ。その素晴らしさと気高さを。だからこそ、最期の瞬間までゆらめく一人ひとりの灯に、風が当たらぬよう、船戸は必死になって蝋燭《ろうそく》を手で囲うのではないか。

増田はその後、複合施設（デイサービス、グループホーム、ショートステイ）の施設長を務め、令和2年（2020年）から総務部の部長となった。

2023年現在。増田の脳裏には今でも、患者と桜並木をいく船戸の後ろ姿が焼き付いている。

松久宗丙の遺伝子

船戸クリニックに隣接している在宅リハビリセンター『天音の里』は、介護施設特有の臭いをあまり感じない。うっすらとお香が焚かれているからだ。

「ホワイトセージというハーブを焚いています。普通の施設ではあり得ないですよね、お香を焚くなんて。だって経営母体である病院が、お香なんて許可しませんよ、普通。火災報知機が反応したらどうするんだ！　とか。利用者からクレームがきたらどうするんだ！　とか。いろいろ言われちゃうでしょうからね。ハッハッハ！」

社会福祉士と介護福祉士の資格を持つ、施設長の松久宗丙《そうへい》は豪快に笑った。笑い方が船戸に似ていた。

「せっかくですから、施設を案内させてください！」

松久は施設を一通り案内してくれた。

「デイケアでこれだけベッドを持ってる施設、ありませんよ！　すごいでしょ？　ハッハッハ！」

「こちらは、ご家庭を意識した、お一人で入る普通のタイプのお風呂。こちらは寝たまま入るタイプ。で、こっちは大浴場になってます。見てくださいこの大きさ！　ハッハッハ！」

「中央のホールでは、よくイベントをやってます。１００坪ありますから！　１００人は余裕で収容できます。詰め込んだら２００人いけるかな。ハッハッハ！」

私はまた、船戸と話をしているような錯覚を覚えたが、その理由は豪快な笑いだけではないことが、のちにわかった。

母親が病弱だったため、松久は将来、医療・介護系の仕事に就きたいと思っていた。社会福祉士を目指して大学へ入学した年に、母親を喪った。

傷心を糧に、松久は大学院に進んだ。知見を深め、母親のような弱き人の力になりたかった。研究論文を書き、各種セミナーにも積極的に参加した。

ある日、松久は国民健康保険関ケ原病院（現・関ケ原診療所）で開催された講演会に出向いた。口ひげの医師の話は興味深く、松久は講演終了後、直接感謝を伝えた。

「今日はためになるお話、ありがとうございました！　面白かったです！」

すると船戸は、初対面の21歳に向かって唐突に提案してきた。

「きみ、この後、空いとるか？」

「……はい。特に予定は入ってませんけど……」

船戸はおもむろに紙袋を渡した。松久が中身を覗き込むと、白衣が入っていた。

「……なんですか、これ？」

「着て」

「へ？」

「着替えて車に乗って。ほら、早く。患者さんを待たせたくないんだわ！」

船戸は松久を助手席に乗せ、自らハンドルを握った。

（……ちょっと……なんなんや、この人……）

あまりの急展開に、松久は目を白黒させたが、船戸は運転しながらどんどん話を進めていった。

「これから患者さんのお宅に診療にうかがうんやけどね。きみを学生さんって紹介するのも何やでさ。うちの新入社員って紹介するけど、ええか？」

「……はい……あのう、大丈夫なんでしょうか？」

「なーに、おとなしく見学しとれば大丈夫大丈夫！　ウッハッハッハ！」

松久はなんだか笑えてきた。（変な人やな……でも面白い）。

車を降り、ひとたび患者宅に足を踏み入れると、松久は緊張で全身が硬直した。なんでもない民家の中は、命の瀬戸際の現場だった。末期がんの患者と、それを支えるご家族の姿を、松久は息を飲んで見つめた。

松久はのちに、この日の出来事について船戸に訊ねた。

「あの日、初対面の僕を、急にどうして訪問診療に連れていってくださったんですか？」

「え？　そんなことあった？」

船戸は覚えていなかった。21歳の松久にとっては、その後の生き方を決める、あまりにも大切な節目だったのだが、船戸は覚えていなかった。無理もない。船戸は日常的に、人生の大きすぎる節目に立ち会い続けているのだから。

進路に悩んでいた松久にとって、突然連れていかれた訪問診療の現場は衝撃だった。大学に残り、研究者として生きていくのか。それとも現場に出るか。いや、学問を続けていくにせよ、一度は臨床の現場を経験したほうがいいはずだ。だったら、船戸先生のところがいい。

松久は正式に、船戸クリニックへ入職した。この当時、男性の新入社員には恒例のコースがあった。一定期間、船戸の鞄持ちをするのである。訪問診療や往診について回って助手を務め、在宅医療を肌で感じるのだ。初対面でいきなり訪問診療へ同行させられていた松久には、何の抵抗もなかった。

何軒もの患者宅へお供し、途中で一緒に昼食を食べ、時にはクリニックへの帰りがけに地元の日帰り温泉で背中を流し合ったこともあった。2年間、四六時中一緒だった。

2023年現在、松久は在宅リハビリセンターの施設長を任されている。スタッフは総勢50名。松久はそのトップに位置しながら、現場に出て、一人のヘルパーとして汗を流している。通常、管理職になると現場を離れるものだが、松久はむしろ現場に出ることにこだわっている。

「院長は今でも、患者さんのおしもの世話も全然厭《いと》わないです。私なんかがやらないわけにいかないでしょう。ハッハッハ!」

2020年には、父親を水難事故で喪った。

「今思えば、鞄持ちの2年間は、まるで親子みたいな感じでした。父親と息子のような。私にもう父親がいないから、当時のことをそんなふうに思い出しているのかもしれませんけどね。ハッハッハ!」

松久の笑い方は〝もう一人の父親〟から受けついだ遺伝子だったのだ。

金親史尚の居場所

取材を重ねていくなかで、はっきりしたことがある。以前から薄々わかっていたのだが、船戸崇史はかなり変な医者である。そして船戸の周囲にいるスタッフも、やはり変わり者が多い。極めつけが、金親史尚である。

ある日の午後。クリニックの駐車場を歩いていると、船戸の訪問診療の助手を務める中山とばったり出くわした。

「お疲れ様です」

「お疲れ様です」

「今日も取材ですか？」

「今日は終わりました。明日またうかがいます。金親先生の取材で」

「金親先生ですか。そうですか……いやぁ、そうですか……」

朴訥で物静かな中山が、含みのある言い方をした。これは何かある。

「あの、なにか？」

「いえいえ……」

船戸が「こんなに実直な男はいない」と評する中山は、嘘をつけないタイプの人なのだろう。途端に目が泳いだ。たぶん、金親という医師は一筋縄ではいかないタイプに違いない。

「金親先生って、どんなお医者さんなんですか?」

「どんなって……」

「ずばり、めんどくさいタイプですか?」

「いやいやいや! そんなそんな……えっと……おもしろい方です、ええ」

これ以上、中山をいじめてはいけない。私は頭を下げてその場を去ろうとした。すると中山は言った。

「……すさまじく優秀な方です……院長が本当に頼りにしている、院長の右腕のような先生です。そして院長に負けないくらい、温かい人です」

そう言い残すと、中山は一礼してプリウスへ乗り込んだ。これから訪問診療へ向かうのだろう。船戸がこっちへ向かって歩いてくるのが見えた。

「これから訪問診療ですか?」

「そうでぇぇす! 今日も取材?」

「今日は終わりました。明日、金親先生です」

「金親先生! あぁ、そうですか! いやぁ……ウワッハッハッハ!」

「どんなお医者さんなんですか？」

「どんな？　うーん……まぁ一言で言えば、最高です」

「最高？」

「ええ。素晴らしい医師です。私なんか足元にも及ばない」

お世辞や謙遜が入っているとしても、船戸にそこまで言わせる医師とは一体……私は俄然、明日が楽しみになった。

翌日。スタッフの控室で待機していると、金親史尚が現れた。

「どうもどうも。スタッフにここへ来るように言われたんですけど、何の取材でしたっけ？　聞いたんだけど忘れちゃった」

白衣に映える日焼けした黒い肌。のちに畑仕事によるものだとわかったが、サーファーのような活力に満ちていた。

「船戸先生のことを追いかけるノンフィクションを書いています。ご本人にはもちろん、周囲の方々にもお話をうかがっております。金親先生ご自身の歴史、船戸先生との出会い、関係性、エピソードなどをお話しいただきたいんです」

「なるほど…………無理だね」

私は耳を疑った。

「え……」

「崇史先生と僕の話は長くなる。パッと来て、パッと話すことなんてできないよ」

「……」

そこには〝いい加減なことは話せないし、書いてほしくない〟という警告が含まれているような気がした。（こりゃあ小難しい人に当たったぞ……）と私は唇を噛んだ。昨日の駐車場での、中山と船戸の反応が思い出された。黙り込んでしまった私に、金親は言った。

「だってさ。彼はとてもいい男だし、やっと見つけた仲間なんだからね。フフフ」

困り果てている私に助け船を出すように、金親は笑った。

「それは失礼しました。では恐縮ですが、今日を初回として、その後何回かお話ししていただくのはいかがでしょうか？　金親先生のご都合とお時間の許す限り、うかがいますので」

「うーん……」

金親は数秒考えた後、パッと顔をあげた。

「そうだ！　うちへおいでよ！」

「へ？」

「我が家へ来ませんか？　僕がオフの日、丸1日空けておくからさ。朝から晩まで語り尽くせるよ！」

私はこれまで、様々な〝一癖ある〟人々に取材をしてきた。政治家、スポーツ選手、アイドル、ＩＴ社長、極道の親分、ホームレス、商社マン、そば職人、弁護士、伝統工芸の人間国宝ｅｔｃ。初対面で「うちへおいで」と言われたのは初めてだった。

2週間後。私は金親の自宅に招かれた。岐阜県内の某所。山深い、緑の中に佇むこだわりの木造建築だった。

金親史尚は川崎市で生まれ、その後、横浜へ移り住んだ。父親は職業軍人だった。しかも天皇を警護する近衛師団の所属であり、軍事教練の教官というエリート軍人であった。

推して知るべし。父親は厳格という表現にはおさまらない怖ろしい存在だった。日常的な鉄拳と怒声によって、史尚少年は吃音を発症した。やがて恐怖体験はトラウマとなり、それは人間不信、人間嫌いへと繋がった。

「父親に植え付けられたことによる、成人男性に対する恐怖は、何十年もひきずったよ。それくらいのトラウマだった。だから高校時代まではずっと人間が大嫌いだったね」

人間嫌いの史尚少年は、その反動なのか、動物が大好きだった。獣医になろうと思い、東京大学農学部畜産獣医学科へ進学した。

昭和45年（1970年）。時は学園闘争の真っ只中。入寮した東大駒場寮には、連日のように機動隊が押し寄せてきた。休講が相次いだため、金親は麻雀荘に入り浸り、少林寺拳法で汗を流し、家庭教師のアルバイトで糧《かて》を得た。2年生の頃には、のちの妻となる女性との出逢いもあった。

「そんな大学生活の中で仲間ができてね。僕だけかと思ったら、みんなそれぞれ、いろんな苦労をしてきてるんだ。そしてそれぞれが思い悩んでいた。自殺しそうな友達を止めたこともあったよ。そんな経験を通して、仲間たちから教わったんだよね。一人じゃないんだ。人間も捨てたもんじゃない。面白いもんだぞって」

人間も捨てたもんじゃない。人間を見てみたい。診てみたい。東大を卒業して獣医師の資格を得たにも関わらず、東京医科歯科大学へ入り直し、今度は人間の医師を目指した。そして二度目の大学生の2年生時に結婚した。

研修医になった頃、大阪に住む2歳上の姉から電話があった。体調が優れない。いろいろ検査をしたが原因がわからない。医科歯科大のほうで診てくれないか、という相談内容だった。

「いざ胃カメラをやったらね……研修医でもはっきりわかるくらいの、スキルス性の胃がんだったのさ」

金親は深いショックを受けた。

「父親がすごく厳格な人だったから、二人姉弟の姉は、僕にとって戦友のような存在だった。だからショックなんてもんじゃなかった」

1週間後に手術をすると、腹膜播種だった。昭和58年（1983年）当時は、がんの告知をしなかった時代。姉にも胃潰瘍だとしか伝えられなかった。

「姉と会うたびに、がんのことは決して言わずに、うすら笑いを浮かべて、ウソばかり言い続けるんだ。父や母、姉の旦那さんにも本当のことを言えなかった。こんなに苦しいことはなかったよね」

強烈なストレスに晒された金親は、とうとう味覚を失ってしまった。

「退院した姉と東京駅で食事をしたんだよ。僕はその時、カレーライスを食べたんだけど、味がまったくしないんだ。カレーライスだよ。一番味がしっかり感じられるような食べ物でしょ。それがまったく味がわからないんだもん。あれには参った」

翌年、東京医科歯科大学を卒業した年の5月、弟は最愛の姉を喪った。強烈な喪失感とともに、猛烈な後悔が金親を責め立てた。

「姉に嘘ばかり言い続けてさ。最期まで、その場を取り繕うようなことを続けてしまった」

昭和62年当時で、がんの告知率はおよそ2割。昭和天皇のご病状も隠されたものだ。告知しないことが当たり前だった当時の金親の言動を、誰が責められよう。

「いや、時代背景なんて言い訳にならないよ。実際に嘘をつき続けたんだから。僕は医者として、これからどう生きていけばいいんだろうかって。姉に突き付けられたんだよ、きっと」

まずは一人前の医者になろう。あれこれ悩むのはそのあとでいい――。これが、金親が見出した、その時点での結論だった。

「患者さんとしっかり話ができて、治療計画を立てられて、治療ができて、予後も診ることができる。そういう当たり前の医者にとりあえずなろうと。そのためには3年間はわき目もふらずに頑張ろうと思ってさ」

1年間、医科歯科大学で手術に明け暮れた。その後、埼玉県の春日部市立病院（現・春日部市立医療センター）でメスを振るい続け、夢中になって手技の向上に明け暮れた。

そうして金親は次第に医師としての自信をつけていったのだが、姉に突き付けられた（医師としてどう生きていくべきか）という命題は、心の中で薄れていった。忙しすぎる毎日の中で、少しずつ溶けるように、忘れられていったのだ。

医師となって5年目。父親がすい臓がんで逝った。鉄拳と怒声によって吃音を発症するほど脅威だった父親が、目の前から消えた。

「父親の価値観や人生観をぶち壊すことで、自分を保っていたようなところがあったんだ。でも、当の父親がいなくなってしまった。呆然自失だよ。これから何を支えに進んでいけばいいのか、わからなくなってしまったんだ」

金親は改めて、姉がくれたメッセージを思い出した。〈医師としてどう生きていくべきか〉。この命題に、このタイミングで向き合わないと、もう前に進めない。そう思った。

その後2年間。金親は自身の進むべき道を求め、ヒントを探り続けた。やがて金親は〝本来、人間が持っている自然治癒力〟や〝その人がより自分らしく生きていくためのサポートとしての医療〟に目覚めていった。結果、

「大学病院とか大きな総合病院みたいなところに、僕が目指す医療はない。それがはっきりわかったのさ」

金親が大学病院を去る決意を表明すると、周囲は「気でも狂ったのか」と騒然となった。優秀だった金親は、教授への道を期待されていたのだ。

「自分の気持ちに素直に生きることを、気が狂ったと評されてしまったわけ。改めて思ったよ、やっぱり彼らとは価値観が違うんだなって。どちらが正しいとか間違いじゃないの。大切に思うものが違うんだよね。とにかく僕は〝狂っている〟と言われて確信したの。このまま、この場所ではやっていけないなと」

金親は約束された未来よりも、自分自身を納得させられる〝今〟を選びたかったのだ。とはいえ、妻、中学2年生と1年生の子を持つ四十路目前。周囲の〝狂っている〟という声は、決して不自然なものではなかった。なぜなら金親は、大学病院を辞めるという決断に留まらず、「渡米する」と告げたからだ。

「今までのキャリアを全部捨てて、イチからやり直さないとダメだと思ったの」

獣医を目指して東大へ入り、その後、人間を診る医師になるため東京医科歯科大学へ入り直した。膨大な数のオペをこなして手技を磨いた金親には、イケイケの外科医、あるいは教授への道といった約束された未来が開けていたはずだ。しかし、またしても金親はキャリアを根底からひっくり返す。妻子のある身で渡米し、新たな医療についてイチから勉強しようというのだ。

「時間とかお金とか手間がかかるとか、そういうことは一切考えなかった。居心地なんだよ。ここにいたくない。ここは自分の場所じゃない。そう思うと、居ても立ってもいられない。あっちがいいかも。こっちがいいかもって探すんだ。生きるために、そうするしかないんだよ」

「いいわよ、行きましょ」と即答した妻もどうかしている。平成4年（1992年）。当時住んでいた川崎のマンションを売り、金親一家は渡米した。その直後にバブル経済が崩壊した。崩れる橋をギリギリのタイミングで渡り切り、辿り着いたのはバージニア州。ホリスティック医学の祖であるエドガー・ケーシーの哲学に深く共鳴していた金親は、セラピューティックオイルマッサージを勉強し、免許を取得した。

平成6年（1994年）7月。満を持して開院したクリニックに閑古鳥が鳴き、岐阜のとあるひげの医師が途方に暮れていた頃。金親は横浜の地で頭を抱えていた。父親の七回忌のために家族をアメリカに残して一旦帰国したのだが、9月にアメリカへ帰ろうと思ったら、なんとビザが降りなかったのだ。

「当時のアメリカ政府が、医師や弁護士といった人間を門前払いにしていたの。ハイステータスな外国人を入国させたくないという国の思惑があったわけ。困ったというより、怒りと焦りが込み上げてきたね。だってアメリカに家族を残してきてるんだよ！」

身動きのとれない金親はある日、つけっぱなしにしていたテレビへなにげなく視線を送ると、すぐに釘付けになった。昭和大学病院を扱ったドキュメンタリー。高宮有介医師の率いる緩和ケアチームにスポットを当てた内容で、金親は束の間、画面に没入した。

「ああ、日本にもこんな人たちがいるんだって。その人らしさをサポートし、看取る。そんな医療が展開されていることに感動してさ。このままずっと頭を抱えていてもしょうがないし、放送の翌日に昭和大学病院へ電話をかけたの。これがきっかけで、のちに3年ほど高宮医師の緩和ケアチームに、ボランティアで携わることになるんだけどね」

頭を抱えていても仕方がない。少しずつ動き出そうと決めた金親のもとに、知人からこんな話が来た。その知人の父親が障害児の施設で働いているのだが、高齢で腰も悪く、サポートしてくれる医師を探している、というものだ。

千葉県旭市にある聖母療育園。重度の精神障害と重度の身体障害を併せ持つ、重症心身障害児の入所施設である。

家族に会うために渡米する期間は、その高齢の医師が受け持つという条件で、金親は進路を決めた。結局その後、7年間の月日を障害児とともに過ごすことになった。

「いい経験をさせてもらったね。アメリカで学んだセラピューティックオイルマッサージで、子供たちを癒すことができたんだ。すごく効果があった。スタッフたちにもただでマッサージのワークショップを開催したよ。障害児に接することって、日常生活であまりないでしょう？　僕は彼らに、いろんなことを学んだよ」

昭和大学病院の緩和ケアチームへの参加。そして聖母療育園での得難い経験。金親は、自身が目指す医療の輪郭を掴みつつあった。すなわち（その人がその人らしく生きる。そのためのサポーター）だった。

「いろんなホスピスを見学させてもらったんだけど、どうにも僕の感性と合わないんだ。開業するしかないと思って、候補地を探しに日本中を周ってみたんだ」

この頃、金親は飯田史彦氏（当時、福島大学助教授）の著作『生きがいの創造―〝生まれ変わりの科学〟が人生を変える』を読んだ。感銘を受け、飯田氏に手紙を書いた。

「すると飯田さんが手紙を返してくれたんだ。〝船戸崇史って医者が岐阜県にいるよ〟って書いてあってね。会いに行ってみたのさ」

二人はすぐに意気投合した。（その人がその人らしく生きる。そのためのサポーター）。金親は船戸に、同じ志を見た。目指す医療の方向性が同じだった。金親は胸の内を包み隠さず、船戸に打ち明けた。

「開業をすると、銭勘定をしなくちゃいけないでしょ。たぶん、僕はかなり儲けられると思うの。でも今生、金儲けには走らないって決めたんだ。だから経営とか経理のことはなるべく考えずに、自分の理想の医療に邁進したいと思ってる」

するとと船戸はこんな提案をした。

「実は今年のゴールデンウイークに、旅行へ行きたいんですよ。代わりに外来をお願いできたら、久しぶりに羽根を伸ばせるんですけどねぇ。ハッハッハ！」

2ヵ月後の2001年3月に聖母療育園を辞することになっていた金親は、二つ返事で引き受けた。そしてアルバイトの翌月。金親は岐阜の地で医師としての新たなスタートを切っていた。それは金親が、船戸崇史という新たな〝居場所〟を見出したことを意味していた。

金親はずっと居場所を探し続けてきた。父親の脅威の下、少年は家庭の中に安心できる居場所を見出すことができず、吃音を発症した。獣医から人間を診る医師のほうへ居場所を変えた。戦友とも呼べる最愛の姉をがんで喪い、医師としての居場所がわからなくなった。キャリアを捨ててアメリカへ居場所を求め、理想の医療を模索した。千葉県に居場所を移し、重症心身障害児とふれあう中で様々な学びがあった。そうして辿り着いたのが〝同志〟という居場所だったのだ。

2023年現在。金親と船戸は互いを「同志」と呼び合う。訪問診療の際、患者はよく船戸に「この前、金親先生が」という話をする。そして金親には「この前、船戸先生が」という話をする。鏡合わせのようなもので、船戸にとってもまた金親という存在は居場所なのかもしれない。

船戸博子の今

訪問看護ステーション管理者の大橋朋香は船戸をこう評していた。

「よく笑って、情に厚くて、豪快で、損得を考えずに突っ走る。そんな人柄に見られがちですよね。でも院長は理想を実現するために、ものすごく努力と計算をされていると思います。だからこそスタッフが150名を超えるグループをつくり上げることができたんだと思います」

この言葉には続きがあった。

「よく笑って、情に厚くて、豪快で、突っ走るのは、むしろ博子先生のほうだと思います。勘が鋭い方で、ひらめきがことごとく当たるんです。院長が努力の人だとしたら、博子先生は天才だと思います。クリニックのカラーをつくってきたのは、院長じゃなくて博子先生のほうですよ」

船戸博子。船戸クリニックの副院長であり、漢方医であり、崇史の妻である。彼女はまるで口癖のように「さようなら」と言う。ことあるごとに言う。

彼女に取材をした日のこと。話が終わらないうちに外来の開始時刻が来てしまったため、取材を一旦区切った。2時間後にもう一度取材の続きをする約束をして、私は「では後ほど」と言った。すると彼女は「さようなら」と言って、廊下を曲がっていったのである。

「さようなら」という響きは寂しい。生き別れ、死に別れを予感させる。私の場合は、小学生の頃に下校の挨拶で言っていた記憶はあるが、歳を重ねるとともに口にしなくなった。また日常会話の中でも耳にする機会は少ない。別れ際の挨拶は「じゃあね」「バイバイ」という明るい響きの言葉に多くの人が置き換えているのではないか。

しかし彼女は2時間後に会う人間に対しても「さようなら」と言うのだ。約束の2時間後に、私は真っ先に訊いてみた。

「さきほど、博子先生は私に、さようならっておっしゃいましたね。2時間後に会う約束をしているのに。どうしてですか?」

「アハハハ！　そりゃそうよ。だって明日どころか、今夜生きている保証だってないのよ。最期かもしれないでしょう。あなたも私も、みんなそう。今しかないわ。今しかないのよ」

旧姓、辻中博子は、岐阜県海津郡今尾町（現：平田町今尾）に生まれた。内科医だった父親は、当時小学生だった博子をたびたび往診に同行させた。

「当時は介護ベッドなんかない時代よ。お年寄りはよく納屋のようなところで寝ていたわね。仏間の横に布団がのべられている場合もあったわ。でも大抵は北向きでしょ。だから陽当たりは良くないの。そうそう、紙おむつもない頃だから、おばあさんが布のおむつを庭先で洗っている光景を、よく目にしたわね。懐かしい思い出よ」

光景が目に浮かぶ。博子は情景描写が巧みで、その時代を知らない私に昭和の匂いを伝えてくれた。

「のどかな時代ですね。今の時代は、子供を連れて往診なんて、そんなことが許される時代じゃないですしね」

と、私は至極当たり前のことを言ったつもりだった。すると、博子はじっとこちらの目を見つめて、首をひねった。

「そんなことあらへん。患者さんの気持ちさえ大丈夫やったら、今の時代だって連れて行ったらええじゃないの」

まさかの返答。

「え！　大丈夫ですかね？　窮屈な世の中ですから、各方面からクレームとか抗議が来たり……」

「クレーム？　そんなのどうだっていいわ。大丈夫かどうかは、患者さんと私で決めることよ。他の人は関係ないわ。あのね。やっちゃダメなことなんて、世の中そんなにないわよ。そうでしょう？」

知らず知らずコンプライアンスという枷にがんじがらめにされている私は、いきなり先制パンチを喰らった気分だった。船戸崇史はかなり個性的で、既存の常識に縛られない医師であることに間違いないが、もしかしたら博子は、もっと自由奔放な存在なのかもしれない。

「それでね。うちの医院の二階には、看護師さんの卵が絶えず二人、住み込みでいらしたの。当時の言い方だと看護婦さんね。看護学校の学費を出してもらう代わりに、医院で働くわけ。私は看護婦のお姉さんたちと一緒にご飯を食べて、一緒にお風呂に入ってね。かわいがってもらったの」

博子は、お姉さんたちの薬包みを手伝った。正方形の薬包紙を半分に折って三角にし、そこからさらに細かい三角をつくっていく。高価な薬の場合には、紙に『高貴薬』という判子を押した。

「お手伝いなんて、えらいですね」

「えらくなんかないわよ。当たり前じゃない！」

「……」

「うどん屋さんの子供は、うどんをつくるのをお手伝いするでしょう。うちは医院だったから、薬包みを手伝った。それだけのこと。当たり前のことよ。だって家業なんだから。医者なんて、そんなお高い仕事じゃないわ。うどん屋さん、八百屋さんと同じ。普通の庶民的な仕事なのよ」

彼女は奇をてらっているわけではないのだろう。博子の価値観は現代に当てはめると突飛な気もするが、よく噛みしめて聴けば、理にかなったものだ。ああ、確かにと思わされる。

そんな話をしていると突然、犬が室内に入ってきた。博子と話をしていたのは、『船戸クリニック統合医療センター』棟の中の、使用されていないセラピー室だったのだが、ドアの隙間から、ぬっと大きな犬が入ってきたのだ。

船戸クリニック及び関連施設には様々な動物がいる。犬、猫、鶏、クジャク。かつては馬や羊もいた。すべて博子の〝友達〟だ。

犬や猫は、クリニックに並立するリハビリセンターのお年寄りたちを癒しているし、たまにクリニックの待合室にも現れて、患者たちに頭を撫でられている。ただし、クジャク、鶏、馬、羊などはセラピーアニマルの範疇を越えている。

「私ね、子供の頃から、生き物が大好きだったの」

つまり、博子の完全な趣味である。馬が脱走した際には、崇史が泥まみれになって、田んぼで捕獲したというエピソードも残っている。

「だから子供の頃から、生き物に関わるお仕事がしたいなぁという意識があったのね。獣医になりたかったのよ。でも医師の父のすすめで、人間を診るほうに行ったんだけどね」

愛知医科大学へ進学した博子だったが、早々につまずいてしまう。

「西洋医学に興味が持てなかったの。薬剤を美しいと思えないのよね。葉っぱは美しいもの。葉脈なんか見とれるほどよ」

のちに漢方医となる博子の素地は、早くも18歳の頃にはあったのだ。博子は大学の授業で味わった苦痛を晴らすように、東海漢方協議会へ参加した。当会は文字通り、東海地方を中心とした医師、薬剤師たちによる漢方の勉強会である。博子はそこで漢方の面白さ、奥深さに目覚め、のめりこんでいった。

「両親が医院で忙しかったから、私は祖母に育てられたようなものなの。お百姓の家だから〝風邪をひいたら梅干を黒焼きにしてお湯に入れて、砕いて飲みなさい〟ってね、そういうふうに育てられたの。だから漢方医のほうへ惹かれていったのね、きっと」

愛知医大を卒業し、国家試験に合格した博子は、医師免許とともに生涯の伴侶も得た。一学年下の船戸崇史である。

その後、二人はそれぞれ勤務医としての経験を積んでいったのだが、間もなく転機が訪れた。崇史がメスを置いたのである。外科医としてのキャリアに区切りをつけ、患者の心身をまるごと診る統合医療を目指したのだ。

己の理想と信念を叶えるため、勤務医を辞めて開業医になることを決意した崇史に、博子は強く反対した。開業医である父の苦労をつぶさに見てきたからである。理想を描きながら算盤も弾かなければならない難しさ、リスクを博子は訴えた。

話し合いの末、博子の父が養老町船附に持っていた千坪の土地に『船戸クリニック』は開院した。しかし、当初開業に反対していた博子の憂いは的中することになった。田園風景に突如として現れた、瀟洒《しょうしゃ》なクリニックは、地元の人々に相手にされなかった。眠剤を手放せないほど思い詰めた崇史を、博子は支えた。

やがてクリニックは乱気流を抜け、上昇気流に乗った。開院から14年目。48歳年男となった崇史は、さらなる飛躍を期していた。業務拡張のため、数億円の借り入れを決めたのである。

転機にあたって、博子は崇史に人間ドックを受けるよう命じた。これまでの夫の常軌を逸した働き方、50歳手前という年齢、そして勘が「どっこも悪くないんだから大丈夫」と渋る夫を逃がさなかった。人間ドックの診断医は、同じ医師である船戸にあっさりと腎細胞がんを告げた。

夫ががんを宣告された時、妻としてどんな気持ちになったのだろうか。励ましたのだろうか？　一緒に泣いたのだろうか？　私は率直に尋ねてみた。

「すぐにがん保険を確認したわよ。判明から3カ月以内って条件だったからセーフ！　アハハハハ！」

博子は笑った。私の口はあんぐりだった。気を取り直して、もう一度、質問の仕方を変えてみた。

「あ、いや……それもそうですが……妻として、夫ががんを宣告されて、どんな気持ちになったのかなぁと。当時の心境をうかがいたかったんです。やはり、死というものを意識されて……」

「どうしよう、死ぬかもしれない！　なんて考えなかったわ」

「……それは、夫はがんになんか負けない、きっと克服してくれるはず、と信じていたんですか？」

「アハハハ！　そうじゃないわ。だって、人間は絶対に死ぬのよ。いつかはわからないけど、みんな死ぬのよ」

「……」

「だから、死ぬかもしれない、なんて思わないわよ。いつか絶対に死ぬんだから。だから崇史が死んでも、みんなで頑張っていくしかないじゃない！　粛々と頑張ろう。そう思ってたわ。アハハハ！」

私は、船戸の死生観の礎を博子にみた。崇史が多大なる影響を受けているのか、博子のほうが崇史から影響を受けているのか、あるいは互いに引き合っているのか。真相はわからない。わからないが間違いなく、夫婦の心は深い部分でつながっていた。

ほどなくして、博子は外来診療へ戻っていった。「さようなら」と笑顔で手を振って。

廊下を曲がり、博子の姿が見えなくなると、私は大橋朋香の言葉を思い出した。「よく笑って、情に厚くて、豪快で、突っ走るのは、むしろ博子先生のほうだと思います。クリニックのカラーをつくってきたのは、院長じゃなくて博子先生のほうですよ」。その意味が飲み込めた。

黒点

いつもニコニコ印の医療事務主任・堀田尚子。絶大な信頼を寄せられる訪問看護ステーション所長・大橋朋香。船戸の心を聴き続ける師長・井原幸子。桜並木の記憶を胸に抱き続ける総務部部長・増田芳照。船戸の〝息子〟リハビリセンター施設長・松久宗丙。〝同志〟の金親史尚。そして船戸博子。クリニックを支えるスタッフたち。

仲間たちに支えられ、互いに引き合い、船戸は苦しい時期を乗り切ってクリニックを軌道に乗せた。そしてさらなる飛躍を誓った矢先に、がんが発覚したのである。

人間ドックの検査結果で、がんが発覚した日の夜。自室でひとり。船戸はCT画像を凝視し、「がんのわけないやろ!」と怒鳴った。がんのわけがない。そう言い聞かせて、つまり右脳で見るとがんではない何か別の影に見えてくる。医師として努めて冷静に、つまり左脳で見ると、認めたくない塊が見えてくる。

どうして自分なんかが? がんはもっと繊細でストレスを抱えやすい、そして免疫的にも弱い人が罹る病気だろう。正反対の自分が、叩いても壊れないような人間が罹るわけがないのに。

船戸は泣いた。泣き止むと、医学書を開いた。泌尿器系腫瘍の多くが悪性、良性は少ない。放射線も抗がん剤も効きづらく、手術でとってしまうしかない。医師としてわかりきっていることを改めて字面で追うと、夜の静寂がより一層強まり、荒く短い呼吸音が耳一杯に広がった。

いやいや、良性かもしれないじゃないか。いやいや、そもそもがんじゃないよ。どうして自分が？　どうして……。思考があちこちへ散らばり、気が付くとまた涙が流れていた。そして、ふと気づいた。がんを告知された患者さんって、こんな思いをしていたんだな。こんなにも心を押しつぶされるような。こんなにも怖くて、こんなにも孤独で、こんなにも苦しいものだったのか……。

ひとしきり泣いて奈落の底へ落ちると、もうそこからは落ちようがなかった。いや、治るんじゃないか。そうだ。しっかり治せばいい。ステージは早期の1Bなんだ。だったら治る。治るじゃないか！　船戸は奈落の底から、少しずつ岩壁をよじ登ろうとした。

翌日。船戸は岩壁を滑り落ちていた。ステージ4かもしれない。CT画像だけではリンパ節転移の有無は判別できない。開腹してみたら一気にステージ4の可能性もある。いや、きっとそうだ。もう無理だ。もう終わりだ。モノクロの遺影が脳裏をかすめる。なんて寂しい笑顔なんだ。

翌日。希望を持て。1Bだったらいけるぞ。3ヵ月後には笑ってる！　再び岩壁をよじ登ろうとする。船戸は何度も登ってはずり落ち、また登ってはずり落ちた。

涙が枯れ果てた頃、船戸は座右の銘に辿り着いた。自身に常々言い聞かせてきた言葉。〝自分におとずれるすべての出来事は自分が発したもの。必ず自分へ返ってくる〟。今がまさにそうなんだ、と船戸は気づいた。さんざん患者さんを切ってきた。今度は自分が切られてみる番だ。

「先生には私の気持ちはわからんよ。がんになってみなきゃ、がん患者の気持ちなんてわからんよ」という患者たちの言葉。やっとわかる時が来た。患者さんたちの痛み、苦しみ、不安、恐怖、希望を一通り実感できる。これは人間としても医師としても、大きく変われるチャンスではないか！

こんなに貴重な機会をいただいたことに感謝しよう。手術、入院、療養、再発転移防止。さぁ、全部を味わうことができる〝がん体験ツアー〟のはじまりだ！　船戸は無理やり口角を上げ、声をあげて笑った。

無論、船戸は恐怖と不安に打ち克つために「ワクワクするなぁ！」などと声に出して、己を鼓舞していたところはある。しかし、そうして自身に暗示をかけていくうちに、本当に貴重な機会だと思えてきたし、どんどん興味が湧き出てきたのも事実だった。

術前の打ち合わせで、恩師である教授が言った。

「昔と違って今は内視鏡下で、小さい傷で手術ができる。おまえ、ラッキーだな」

船戸は首を振った。

「いえ、開腹でお願いします」

外科医としてさんざんメスをふるってきた自分が、時に大きな傷跡をつけざるを得なかった自分が、小さな傷で済んではいけない。それではこの命を張った体験ツアーの意味がない。がん患者さんたちの気持ちをわかるためには、デカい傷が必要なんだ。

手術当日。無影灯の下で、麻酔医から「数を数えてください」と言われ、3まで数えたことは覚えている。痛みさえ取り除いてくれれば、意識がはっきりした状態で手術を体感したかったため、必死に眠らないようにしたのだが、果たせなかった。翌朝、目を覚ますと、左腎は全摘出されていた。

術後3日目に硬膜外チューブを抜去すると、ひどい痛みに襲われた。痛い。痛すぎる。

船戸は以前、自分が執刀した胃がんの患者からこんなことを言われたことを思い出していた。

「先生……痛いよ……傷口に割り箸が入っとるみてぇだわ」

わかる。わかるよ。ほんとに割り箸入っとる。いや、突き刺さっとるね、これは……。

山籠もり

退院した船戸は、里帰りした。洞戸で療養生活に入ったのである。父と母はすでになく、生家は日本料理店になっていた。船戸は手術の1年前に、生家の近くに山荘をつくっていた。まるで自身のがんを予知したようなタイミングで建てた山荘に、ひとりで籠ることにしたのである。

少年の日。母親の好きだった笹百合やゼンマイ、ワラビの群生地を探しまわった野山。長良川の支流である板取川には水中眼鏡で覗くと、まるでイワシの大群のように天然鮎が泳ぎ回っていた。そしてその川で溺れた。

「フフフ。あの時は危なかったなぁ」

窓を開け放ち、川の流れを眺めながら船戸は目を細めた。当時5歳の崇史少年は溺れ、やがて薄れゆく意識の中で両親に礼を言い、死を受け入れて目を閉じた。48歳の崇史おじさんは、がんを宣告され、受け入れられず、泣きじゃくり、迷い、やっと決断した。

「おいおい、5歳の子のほうが、腹が据わっとるやないか」

船戸は笑った。やがて寝転がると、そのままウトウトした。喉が渇いて起き、常温水をゆっくりと飲んだ。足の筋肉が落ちるのを嫌い、緑の中を散歩した。帰ってきて、またゴロゴロ、ウトウト。起き上がると、思わずつぶやいた。

「それにしても……誰からも連絡が来～へんな～」

船戸のケータイは何日経っても微動だにしなかった。電源が落ちているのかと思ったが、なにせ使用していないから、むしろ電池残量は思いのほかあった。

「フハハハ……私なんかおらんでも……」

自分がいなくても、クリニックは回る。船戸は不貞腐れた。実際には博子が、金親が、堀田が、大橋が、井原が、増田が、松久が、中山が、そしてアルバイトを含めたスタッフ全員が必死になって現場を回していた。博子の「絶対に船戸に電話しないでね」という号令の下、みなで院長の抜けた穴を埋めていたのである。

しかし、養老町から遠く離れた山奥で療養している船戸には、現場の目の回るような忙しさや、そもそも一般的な社会生活の流れや匂いというものが、わからなくなっていた。まるで仙人のような生活で、現実社会的感覚が麻痺、いや著しく衰えていたのである。

しかし、それこそが療養だといえた。船戸は何も考えず、ボーっと過ごし続けた。喉が渇いたら水を飲み、尿意を覚えたらトイレに立つ。あとはもう、ひたすらボーっとし、野山を散歩し、ボーっとした。

1日はあっという間だった。療養に入る前は、1秒を長く感じるだろうと覚悟していた。なんせ何もしないのだから。しかし、違った。あっという間に陽が沈み、月と星が輝き、朝日が昇った。こんなにも1日は短いのか。新鮮な驚きだった。

船戸は改めて自身の生き方を振り返った。睡眠不足、最悪の食生活、加温も何もあったものではなかった。患者に指導する際の「こんな生活をしてはいけませんよ」という悪い見本を、ことごとくやっていた。忙しさにかまけ、体はずっと悲鳴をあげていたのに無視し続けてきた。だから、腎臓君は泣いた。泣いて泣いて腫れあがり、がんちゃんになった。

「そりゃ、がんになるわけだ」

船戸は寝転がった。術後、一向に食欲が戻らなかった。体重は術前と比べ、18キロ落ちた。栄養をつけるべきだとは思ったが、無理して食べるほうが良くない気がした。むしろ空腹状態で内臓を休ませてあげたほうがいい。そんな体の声に従った。風呂に入り、細くなった腕、足をさすった。

「今日も1日ありがとう」

自分の体に礼を言い、やさしく撫でた。

やじろべえの一点

1ヵ月の山籠もりを終え、船戸はクリニックでの外来診療に復帰した。

「先生、ひさしぶりやなぁ！」

「ハハハ！　おじいちゃ〜ん！　どうや、元気にしとったか？」

「先生こそ。死にかけとったそうやな」

「ゔ……」

「まぁ、先生の顔見て安心したわ。にしても痩せたねぇ」

「あのう……どうして私が死にかけとるなんて……だ、誰に聞いたの？」

「みんな心配しとるよ」

「え！　みんな？」

告知から手術までの4ヵ月間はスタッフにすら秘密にしていた。術後も風評被害を恐れ、スタッフ全員に箝口令を敷いていた。しかし「がんの先生ががんになった」という噂は、あっという間に千里を走っていた。

「先生」

「……はい？」

「無理したらあかん」

「……はい」

もう隠しても仕方がない。船戸は自身ががんサバイバーであることをオープンにするようになった。初診のがん患者にも正直に言った。

「私もがん、やってるんです」

肩を震わせ、涙を流していた患者が、風切音がするような勢いで顔をあげる。

「え！　先生も、がん、やったんですか！」

先ほどまでの青白い顔に、一瞬にして赤みがさす。生気を取り戻す。

「ええ。手術もしてます。腎臓ひとつありませんから」

「そうなんですね！」

「ちょっと待ってよ！　人ががんになった話を聞いて、どうしてうれしそうな顔するの？　ウワッハッハッハ！」

「ええ！　やだー！　うれしそうな顔なんてしてないですよ！　ちょっとびっくりしちゃっただけです！」

「ほらぁ、笑っとるじゃないの！　ひどいなぁ！　ウワッハッハッハ！」

「やだー！　アハハハ！　笑ってないですよぉ！」

がんになったことで、がん患者の船戸に対する見方が激変したのである。船戸が自身のがん体験を語ると、戦友を得たような気持ちになるのか、患者の顔に希望が浮かんだ。「もう自分はダメだ」と落ち込んでいた患者の目の前に「自分もがんになった」と笑っている医者がいる。

シンパシー（sympathy）。これは「共感」とか「共鳴」と訳される。ギリシャ語が語源で、syn（一緒に）とpathos（苦痛）というそれぞれの単語が組み合わさったものだ。ちなみに脳科学によると、体の痛みを感じる脳の領域と、孤独を感じる脳の領域は重なっているという。

患者さんは自分に一瞬にしてシンパシーを覚えてくれる。「この人は、私の痛みと孤独をわかってくれる」と。だったら秘密にするどころか、むしろ語ったほうがいいのではないか。船戸はその後、診療ではもちろん、各種講演会や雑誌の取材などでも、自身のがん体験をより積極的に発信するようになった。

患者の会代表の遠藤なおみさんは、こんなエピソードを教えてくれた。

船戸先生がね、診察中に弱音を吐かれたことがあるんですよ。

「この前ね、ちょっと検査の数値が悪くてさ……」

本当に暗い顔をしていたから、私、言ったんですよ。

「私、自分のことはわからないけど、人のことに関しては勘が働くのよ。先生は大丈夫、大丈夫よ！」

って。そしたら、

「そう？　そうだよね！　ありがとう！」

って笑顔になってくれて。

「でもね、先生」

「はい？」

「診てもらっておいて言うのもなんだけどね。先生、ちょっと働きすぎよ。もっと自分の体をいたわらないと」

「……はい。すいません」

「私は看取ってもらうつもりでいるのでよ。だから、元気でいてほしいのよ」

「うん……そうやね。ごめんよ」

これ、よく考えたら面白い光景ですよね。アハハハ！　だってそうでしょ。診察中に患者が医者を励ますって、どういうことですか、これ。あり得ませんよ、こんなの！

ちなみに私の勘なんて、もちろんあてになりませんよ。医学的根拠なんてあるわけないし、勢いで言っただけですからね。アハハハ！

変なお医者さんでしょう？　でも考えてみたら、お医者さんだって一人の普通の人間ですもんね。神様じゃないんだから、自分ががんになることもあるだろうし、一生懸命治療をしても患者さんを助けられないこともたくさんあります。当たり前のことです。

この先も先生に診てもらいたいけど、もしも私が再発しても、病院を変えようとは思いません。この先生のもとで再発したら、それはそれでしょうがない。そんなふうに覚悟が決まると、もう何も怖くなくなりますね。先生と一緒にいること、先生の御縁で知り合った人たちと一緒にいることが楽しいんですよ。だからいいんです。

こんなふうに思ってる患者さん。私だけじゃないと思うんですよ。治療とか検査って、もちろんすごく大事なことですよ。でも患者って、先生に「うんうん」って話を聴いてもらったり、笑ってもらうことが、一番の薬だと思うんです。だって〝医者と患者〟の前に〝人間と人間〟じゃないですか。

〝医師と患者〟という関係性から、〝人間と人間〟という関係性への回帰。それはがんと、がん患者が船戸に改めて気づかせてくれた〝当たり前のこと〟だった。

「がんになる前。私は患者さんから診療中に〝先生、忙しそうやね〟とよく言われていました。私はそれを褒め言葉やと思っとったんです。大活躍やね、という感じで言ってくれとるんだと。違う。褒め言葉なんかじゃなかった。〝先生は目の前におるようで、おらん〟と言われていたんですね。〝忙〟という字は、心を亡くす、と書きます。私は忙殺を言い訳にして、患者さんと向き合っていなかったんですよ。がんになってからは、患者さんとじっくり向き合うようになりました。一人ひとりに対する診療時間もますます増えましたね」

「それで謎が解けました」

「謎？　なんですか？」

「僕の叔母は以前、クリニックにかかったことがあるんですよ」

「そうでしたか！」

「船戸先生のことを、丁寧に診てくれる、やさしい先生だと褒めていました」

「わー！　うれしいな！　そういう話、大好き！　もっとちょうだい‼」

「でも、もうクリニックには行かん、と」

「えーーーーー！　なんでぇ⁉」

「待ち時間が長すぎると。風邪で2時間待ったと」

「ああああ。そりゃあ申し訳なかったねぇ……予約の兼ね合いとか、そのへんをうまく解消するシステムを考えんとねぇ。でもねぇ……おひとりおひとりに対する診療時間は、それでも減らせんねぇ」

「これまでどおり、と?」

「そうです。以前みたいに、目の前に患者さんがいるのに、次の患者さん、次の次の患者さんのことを考えて、どんどんさばくというやり方は、私にはもうできません。だから、待つのが嫌と言う方には、申し訳ないけど、他へ行っていただくしかないですねぇ。あ、いや、叔母さんのことを責めてるわけじゃないですよ!」

「もちろん、わかってます。叔母も〝やさしい先生や〟って言ってましたから」

「いやぁ、申し訳ない。がんになってからはね。私は以前にも増して、わがままになりましたから。ウワッハッハッハ!」

「先生ががんになって、患者さんの先生を見る目が変わった。先生自身は何が変わったんでしょう?」

「がんを宣告された時の恐怖と不安と絶望感。手術した後の二度と味わいたくない激痛。死に直面した時の患者さんの気持ちを、少しはわからせてもらったんじゃないかなぁ」

船戸は笑わなかった。淡々と語った。

「山籠もりしている時には、酷使し続けた体へひたすら謝って、ひたすら御礼を言って、そっと撫でてましたね。1日中ゴロゴロするだけで大自然の中では退屈するんだろうなぁと思ってたら、あっという間に陽が沈んで、あっという間に陽が昇るんですよ。1日はこんなにも短いのか、1秒はこんなにも短いのかって、驚きましたねぇ。昨日じゃなくて、明日でもなくて、今日という日が大事なんだな。もっといえば、今この瞬間を大切にしなくちゃいけない。そんな当たり前のことが身に染みてわかりました」

船戸は続けた。

「2000年頃からだったかな。20年くらいずっと、朝礼を続けてきたんですよ。月に一回、スタッフたちを集めてね。今後クリニックをどうしていきたいか、なんてことを偉そうに語っていたんですよ。でもね。がんになった後、朝礼で何も話せなくなったんです。何を話していいのか、わからなくなってしまった。

以前は、1年先の目標や10年先の理想や、そんなものを偉そうに語っていたわけです。つまり、未来を見ようとばかりしていたんですね。過去の反省を踏まえて、未来を見ようとしていた。一番大事な〝今〟が抜け落ちていたんです。

今しかないんです。今っていうのは、今日とか、この1時間とか、この1分じゃないんです。この1秒。今この瞬間、生きているということ。やじろべえの一点。今、この瞬間が永遠なんですね。

でも、今から思えば、そのことをずっと私は教わってきていたんですよ。患者さんたちから、お看取りをさせていただいた方々からね。だけど、わかっているようで、やっぱりわかってなかった。がんになって、死に直面して、やっとその意味が少しだけわかった気がします……いや、どうかな。まだまだおまえはわかってないって、怒られちゃうかな。ウハ、ウワッハッハッハ！」

第5章 あいす

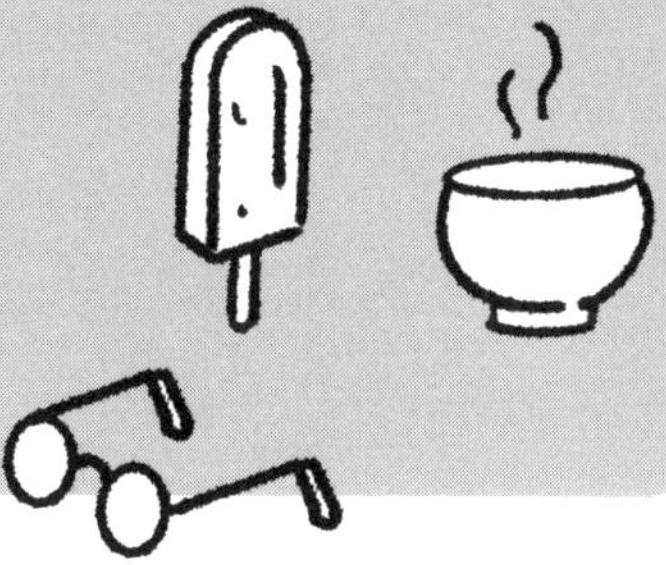

溶ける

　ある日。私はクリニックを訪れ、駐車場に停められたプリウスの中で、船戸を待った。今日も訪問診療への同行だ。中山がエアコンを触ったり、窓を開けたり閉めたりしながら、気遣ってくれた。

「先生、もう少しでいらっしゃると思うんで……」

「全然大丈夫です。お忙しいですよね、先生も、中山さんも」

「わ、私なんか全然ですっ」

「いやいや、今は騒動も落ち着きましたけど、コロナ禍の真っ只中の頃なんて、大変だったたでしょう?」

「……そうですね……コロナが怖かった頃は、今よりずっと大変でした……」

「どんな大変なことがありましたか?」

　私の質問に、中山はこんな話をしてくれた。

　Nさん宅は、寝たきりの旦那様と奥様の二人暮らし。旦那さんの介護をしている奥様が、新型コロナに感染した。訪問看護師もヘルパーも出入りができなくなった。

旦那様は薬の副作用で便秘だった。以前は看護師やヘルパーに協力してもらって摘便（便を掻きだすこと）を行っていたが、それが叶わない。奥様はクリニックへ助けを求めた。「一人ではできなくて……」と、電話の向こうで泣きながら呟き込んだ。

船戸は明るく弾けるような声で「私が行くから大丈夫！」と言った。中山は（え、行くの？）と一瞬耳を疑ったが、すぐに（院長ならそう言うのも不思議はない）と思った。

「自分も行きます」と言う中山を船戸は制した。

「こんな状況やで、行くのはひとりのほうがええ。もし、ふたりとも感染しちゃったらマズイやろ」

中山は自分なんかのことを気遣ってくれる船戸のやさしさに感謝したが、いやいや、院長であるあんたが感染しちゃったら、もっとマズいでしょ！　と心の中で突っ込んだ。

ところが船戸はすでに車のキーを手に出ていってしまった。診療ではなく、摘便の補助のためだけに、院長自らがコロナの家庭に出向いていったのだ。

「当時はみんなコロナをすごく怖がっていた時期でした。ですから僕も〝自分も行きます〟とは言いましたが、本当は嫌でした。だって、申し訳ないですけど、コロナが出たとわかっているご家庭にわざわざ行くというのは怖かったんです……。でも先生はリスクを承知で行かれました。しかも、摘便の補助のためだけにです。感染するかもしれないリスクがありますし、院長が感染したら病院全体にも影響が及びますし……それでも行かれたんです。改めて温かい人だなぁと思いましたね」

話が終わり頃に、船戸が車に乗り込んできた。中山が早口で話を締めたため、船戸は気になったようだった。

「温かい？　え？　なんの話ですか？」

「中山さんから大事な話をうかがっておりました」

「ええ！　大事な話？　なになになに？　気になるなぁ！　気になるぅ！　教えてくださいよぉ！」

「いや、言えません。取材源の秘匿というものがありますので」

私はすでに笑っていた。

「ええ！　ちょっとお願いしますよ！　私のことですか？」

「そうです」

「ちょっとぉ！　ほんとに気になるなぁ！　わー！」

船戸とこんなやりとりを楽しめるような関係になったことがうれしかった。種明かしをすると船戸は「なんや、そんなことかぁ。ん？　そんなことあったっけ？」と胸を撫でおろした。自慢するでもなく、謙遜するでもなく、忘れていたのだ。船戸にとってはごく当たり前のことで、何の印象にも残らなかったのだろう。

プリウスはニーゴッパを進んだ。しばらく静かな車内だったが、船戸が沈黙を破った。

「あのう……吉田さん、覚えておられる?」

古希野球で活躍していた〝永遠の野球少年〟吉田さんのことだ。私はその後、クリニック宛に拙著を送り、船戸に渡してもらっていた。

「もちろんです」

「本、読んでおられましたよ! 面白いって言っておられた!」

「そうですか! それは良かったです! お世辞でもうれしいです!」

私は素直にうれしかった。作家冥利に尽きる。ベッドで横になりながら、笑顔で本を読んでくれている吉田さんの姿を想像すると、私はニヤニヤが止まらなかった。

「この前、亡くなられました」

「……え!」

「74歳の誕生日に、亡くなられたんです」

「……誕生日に……ですか」

「ええ」

「……」

その後、私は流れる車窓をずっと見ていた。いや、何も見ていなかったのかもしれない。


どこをどう走ったのか、覚えていない。プリウスはいつの間にか、訪問先の内藤憲明さん（仮名）のお宅に到着した。車を降り、ぐんぐん歩いていく船戸と中山を小走りで追いかけた。

船戸はいつものように聴診器を当てた。トントンもした。

「お父さん、呼吸音はええよ」

「そうですか」

「ベロを出して……ああ……喉、乾くでしょう？　脱水っぽいなぁ」

「そうですか」

「おしっこは出ますか？」

「はい」

「痛みはあるかね？」

「ありますね」

船戸は改めて処方の内容を確かめ、かたわらの奥様に服用の仕方を説明した。

「ナカヤンお願い」

船戸は中山に血圧測定を指示すると、奥様にもう一度向き直り、たずねた。

「お父さんは、食べられてますか？」

「えっと、今日は、みかんを3粒と、りんご4分の1を擦ったものと、お水をちょっとですかね」

「なるほどなるほど」

そして再び内藤さんに向き直った。

「お父さん、何か聞きたいこと、ありますか？」

少しの間があってから、内藤さんは絞り出すように口を開いた。

「……正直言って……あと、どのくらい寿命があるのかって……」

船戸が返事をしようと口を開いた瞬間、奥様が笑い声をあげた。

「アハハハ！　それは、お父さんが、がんばってくれりゃぁ、ねぇ、アハハハ、ねぇ！」

それは夫に向けて笑ったのか、船戸に同意を求める笑いだったのか、あるいは自身を奮い立たせるための笑いだったのか。船戸は少し微笑んでから、内藤さんの質問に質問で返した。

「お父さん。それは、長いのは勘弁、という意味ですか？」

「そういう意味です」

内藤さんは即答した。奥様は無言で微笑んでいた。

「言うべきこと、やるべきことは、全部終わったぞ、という気持ちですか？」

「先生が……こんなに一生懸命診てくださっとるのに……こんなこと言っちゃ申し訳ないね……」

「いやいや……いずれ、我々は全員、逝きます。だから大丈夫です。年齢から予想すると、お父さんの次はお母さん、その次は私でしょう。まぁハズレるかもわかりませんが」

奥様が再び笑いながら会話に入ってきた。

「そうそう、順番やね」

船戸は頷き、再び内藤さんに話しかけた。

「大事な人たちに、言うべきことは全部、伝えてありますか？」

「……言えてないかもしれません」

「うん。私の経験上、伝えるべきことを伝えきったら、すっと逝く、なーんて、そんな都合のいいタイミングは、なかなかありませんよぉ！　ウワッハッハッハ！」

船戸が声のトーンをあげて笑って言うと、奥様が声を出して笑った。内藤さんも微笑んだ。

「でも大事なことを伝えるのが遅れると、ついに言えないままになってしまうかもしれない。口が渇いてね、唇と唇がくっついて、しゃべりたくてもしゃべれない」

「……」

「……」

内藤さんも奥様も黙り込んだ。船戸が続けた。

「……友達とか知り合いというのは、たくさんいます。でも、伝えるべきことのある大事な人というのは、そう多くはありません」

奥様が深く頷きながらも、話の矛先を変えた。

「そうですねぇ。まぁでも、こういう状態でも、お父さん、いてくれるほうがええんですけどねぇ……」

船戸は奥様の言葉を引き取り、微笑いながら言った。

「お父さん」

「はい」

「お母さんはそう言ってるよ」

「この人はやさしいもんで……夜中に何度も起こしてしまって……申し訳ないっ！」

内藤さんがそう短く叫ぶと、船戸が固まった。普段、間髪入れず返事をし、豪快に笑う船戸が言葉に詰まり、微動だにしなかった。いや、心なしか背中が震えているように見えた。

夫が妻へ、力を振り絞って渾身の感謝を伝えている。そのふたりの間に、船戸が入り込む余地はない。ただただ、夫婦の絆を前に、船戸は震えているように見えた。

リビングが沈黙に包まれた。内藤さんは無言の空間を埋めるように、言葉を継いだ。

「自分の体が思うようにならんというのは……つらいですねぇ」

船戸はやっと返した。

「……うん、そうですねぇ」

「……昨日までできていたことが、できんようになる……あっという間に進行するもんですねぇ……」

「……お言葉ですが、お父さんの場合、そこまで進行が早いわけじゃありませんよ」

「……そうですか」

「実は……もっと早く、悪くなっていかれると思っておりました。でも、これだけ頑張っておられるというのは、お父さんに与えられた時間なんやと思います」

「……先生のおかげです。こんなによくやってくれて……こんなにありがたい先生がおるんかと」

内藤さんがそう言った次の瞬間、船戸が叫んだ。

「……お父さ〜ん！　もっと言ってぇ！　もっと褒めてぇ！　誰も褒めてくれんもん！お父さん、もっと褒めてぇ!!」

内藤さんが、奥様が、弾けるように笑った。船戸はさらに笑いの爆弾を投下した。

「あのね！　私はね！　いい人にしか一生懸命やらないんですよっ！　嫌いな人に一生懸命やるもんですか！　ウッハッハッハッハ！」

夫妻は再び笑った。私はこの時、雲が割れ、陽の光が差し込むようなイメージを抱いた。止まっていた時計の針が動き出すようなイメージも湧いた。笑いはまるで光の矢だ。船戸崇史がいつも笑っているのは、こういう瞬間にも人を笑顔にするためなのかもしれない。

笑いがゆっくりおさまると、船戸は言った。

「お父さん。間違いないのは……いずれ必ず、みんな逝きますから。ここにいる人間、全員です」

「そうですね」

「そうよねぇ」

「どれだけ時間が残されているか……余命なんてわかりません。私ね、実は……今まで当たった試しがないっ！　ドワッハッハッハ！」

ご夫婦はまた笑った。中山も私も笑ってしまった。

「でもね、これまで診させていただいた方で、逝かなかった方は一人もいません」

「はい」

「そうよねぇ」

「伝えるべきことを伝える。お父さんはまだ、それができていませんよ。ほら、いろんな暗証番号なんかも教えておかないと！　ウワッハッハッハ！」

内藤さんは照れたように笑い、奥様は弾けるように笑った。

「お父さん。握手しよか」

伸びてきた船戸の手を、内藤さんは握り返した。

「おおっ！　力ある！　こんだけありゃ、まだまだ大丈夫や！　ウッハッハッハ！」

内藤さんはにっこり笑った。

内藤さんの家を後にしたプリウスは、ニーゴッパを走り始めた。私は車窓の向こうの、夕陽に染まる養老山脈の稜線をただただ眺めていた。

助手席の船戸が後部座席の私のほうへ振り返り、

「お疲れさまでした。大丈夫ですかぁ？　ハハハ！」

と笑った。

「……はひ」

はい、と言ったつもりが私の声はかすれていた。吉田さんが最後に読んだのが、私の本だったのかもしれないと知った時のショック。そして内藤さんご夫妻の温かさと現実の厳粛さ。立て続けのリアルが、薄っぺらい私を打ちのめしていた。

でも、船戸に気を使わせてはいけない。私は咳ばらいをしてから、強めに返事をし直した。

「はい。大丈夫です！」

船戸は笑顔を保ったまま、言葉を継いだ。

「内藤さんね。お父さんもお母さんも、すごくやさしい。あんなにいいご夫婦、そうはおりませんよ」

「すごく素敵なお二人でした」

「誰もがあんなふうに、相手へ感謝を伝えられたらいいいんですけど……ねじれた関係性が戻らないままだったり、お互いに意地を張ったりね。そういう場合が多いもんで」

紅い陽が山の向こうに半分隠れ、ニーゴッパをヘッドライトが埋め始めた。

「ナカヤン、そこのコンビニ寄って」

船戸に命じられ、中山はハンドルを切った。ありがたかった。私の喉がカラカラに渇いていることに船戸は気づいていたのだ。

「ちょっとコンビニ寄っていいですか？」

「はい。もちろんです。僕もちょうど喉が渇い……」

私の返事を遮るように、船戸が大声で言った。

「アイスクリーム食べた～いっ!!」

思わぬ爆弾投下に、私は「ガハッ！」と吹き出してしまった。中山は「ククク」と笑いを押し殺していた。船戸は中山と私を車内に待たせ、小走りで店内へ入っていった。

船戸は3人分のアイスを買い、駐車場へ戻ってきた。中山と私は恐縮して、車の外に出た。

「ありがとうございます。ごちそうになります」

「ありがとうございます。いただきます」

中山と私が礼を言うのも待たず、船戸は車のボディにもたれながら、夢中でむしゃぶりついた。まるで不良中学生のような佇まいだった。男3人は、黙ってアイスを食べ続けた。自転車で下校途中の女子高生が怪訝な顔でこちらを見ていたが、確かに気持ち悪い光景だったろう。

食べ終えた頃、船戸が「あっ！」と何かを思い出したように言った。中山と私が同時に振り向くと、

「アイスのこと、誰にも言わないでくださいね。普段、患者さんに、糖質を抑えるように言っている医者が……ねぇ。だから、だから、誰にも言わないでくださいね」

私は笑いを懸命に堪え、震える声で返事をした。

「……い、言ひまてん」

「アイスなんて、週にひとつ、食べるかどうかなんですよ、ほんとに。ほんとですよ！ねぇナカヤン」

中山は顔をそむけ、肩を震わせていた。

白昼夢

同行取材を終え、隣町の実家へ帰る途中、私はまたしても喉が渇いてニーゴッパ沿いのコンビニへ寄った。さっきアイスを食べたばかりなのに、いやアイスを食べたからな

のか。おーいお茶を買い、立て続けに三口飲んで運転席に深く身を沈めると、目を開いたまま一瞬の白昼夢をみた。

辞書によると〝白昼夢〟とは（日中、目が覚めた状態で空想や想像を夢のように映像としてみるもの）とか（非現実的な幻想にふけること）とされている。要するに妄想だ。私は睡眠不足の時に電車の中でたまに見たり、仕事が全然はかどらず、ボーっと現実逃避をしている時に見ることがある。私がこの時に見たのは、こんなものだった。

いつも笑顔の船戸が、青ざめている。

「先生、顔色が……どうかしたんですか？」

「いやぁ……びっくりしました。患者さんが、なんと…亡くなったんです」

「え？　元気だった方が急にってことですか？」

「3人目なんです。短い医師人生の中で、3人も看取ることになるなんて……」

船戸の顔は青を通り越して、どす黒くなっていた。

「先生？　なにをおっしゃってるんですか？」

船戸は2000人を超える方を看取ってきたのだ。おかしなことを言っている。

「人は1万人に1人の割合で死にます。滅多に死ぬもんじゃない。なのに、まさか、私が、たった40年の医師人生の中で、3人も看取ることになるなんて……」

船戸はその場に崩れ落ちるようにして座り込んだ。私は両肩を掴んで揺さぶりながら、

「先生！　何言ってんだ！！！」と叫んだ。

このあたりで我に返った。いかにも示唆に富んだ白昼夢だった。「人は滅多に死なない」という医療のプロ・船戸に、ド素人の私が「目を覚ませ！」とキレているのだ。白昼夢から覚めた私は、お茶を一気飲みし、頬を叩き、コンビニの駐車場を出た。こんな時は、過剰なくらいに安全運転をしなければならない。

無事に実家に帰ると、私はすぐ風呂に飛び込んだ。体が温まってくると、頭の中がだんだん整理されてきた。

「人は絶対に死ぬ」。字面だけなら小学生でも知っている。でも我々現代人は、本当の意味で知っているのだろうか。

2023年時点。厚労省によれば、日本人男性の平均寿命は81・05年、女性は87・09年。戦後の統計開始時1947年時点では男性50・06年。女性53・96年。この76年間で日本人の平均寿命は30年以上も伸びた。改めて数字でみると隔世の感がある。

今や、自宅で葬式をあげる機会は激減した。もはや現代のマンションのエレベーター

のサイズは、棺桶を入れることを想定していない。確かに「死」というものは現代人の思考から遠ざかり、すみっこで黒い布を被せられている。

東日本大震災をはじめとした大きな天災、そして世界的流行初期のコロナは、黒い布をめくって、人々に「人は絶対に死ぬ」ことを思い出させた。それでも震災から時間が経ち、コロナ禍が落ち着きを取り戻し、人々が日常生活に忙殺されはじめると、黒い布がまた被せられた。ウクライナからの風も布をめくることができなかった。所詮は海の向こうの出来事なのだ。小麦が高くなって困る、ガソリン代がヤバい。早く戦争終わらないかな。家庭で交わされる会話は、日々戦火に燃え尽きていく命については触れない。

人は忘れるのだ。船戸はいつだったか「忙は、心を亡くす、と書きます」と教えてくれた。抜け出せない不況と物価高騰の炎に焼かれないように、みんな必死で走っている。人は忘れるし、忙しすぎる。そもそも「死」を思い出すための時間も、心の容量も現代人には足りていない。


風呂を出ると、すぐに布団に潜り込んだ。

船戸に初めて会ってからの3年半。ひげの先生は私に、何度も何度も地味なボディーブローを打ち込んでくれた。すぐにダウンしてしまうような強烈なパンチではなく、立ってはいられるけど辛い、そんな力加減で、打ち込み続けてくれた。

訪問診療同行、最終日の今日。永遠の野球少年、吉田さんが亡くなったと私に伝えた時、船戸はいつもより強めのボディーブローを打ち込んできたのだ。吉田さんとはほんの短い、束の間の出逢いだったが、私は吉田さんのことをすぐに好きになった。だから寂しかった。もう一度会って話がしたかったのに。やっぱり私は、本当の意味でまだわかっていないのだ。人は絶対に死ぬということ。しかも、いつ死ぬかなんてわからないということを。誰もが明日生きている保証なんてないということを。なるべく早く会いたい人に会い、行きたい場所に行かないと、人生なんてすぐに終わってしまうかもしれないということを。やっぱり字面でしかわかっていないのだ。

今日の船戸のパンチは痛かった。ベッドに横になりながら、私の本を読む吉田さんの姿を想像し、内藤さんご夫妻の笑顔を思い出し、この日の夜、私は布団の中で泣いた。

白昼夢の中の船戸は、逆説的に教えてくれた。人は1万人に1人の割合で死ぬ。その1人に自分が選ばれてしまったら、その恐怖たるや想像がつかない。死への恐怖でショック死するかもしれない。でもそれは一瞬で消え去る白昼夢の中の話だ。現実には、ご長寿さんを除き、ほとんどの人間が100年以内に死ぬ。ちょうど一世紀という単位のうちに現世を終えていく。自分ひとりじゃない。みんな一緒だ。この真実を頼りに、人は人生という過酷な綱渡りを続けられるのだ。

この日の夜。私は信じられないくらい深く眠った気がする。気絶していたのかもしれない。

時限爆弾

翌朝。両親にしばしの別れを告げて実家を出た私は、まっすぐ東京へ向かわずに、祖母の家に寄った。

「なんや？　これから取材か？」

「いや、昨日で終わった。今から東京へ帰るよ」

もう東京の言葉遣いに戻っている自分に嫌気がさした。

「ほうか……今日、帰っていくんか……」

祖母は「よっこいしょーいち」と言いながら椅子からヨロヨロ立ち上がり、引き出しの中からポチ袋を取り出した。

「ええって、ばあちゃん。子供じゃねぇんだから。お・と・な。俺もう、おっさんやで」

正月に帰省すると、いまだにお年玉をくれようとする祖母は、何でもない日にもお小遣いをくれようとした。

「ええの。ええの。お茶代、お茶代」

祖母が絶対に引かないのは知っている。私は礼を言って受け取った。

「今度はいつ帰ってくるんや？」

「昨日で取材は一通り終わったでなぁ……」

「……ほうか」


2023年8月で96歳になる祖母は、事あるごとに、ため息交じりにつぶやく。「早くお迎えが来んかなぁ」と。「そんなこと言わんと！　長生きしてくれや！」と孫の私が言うと、「生きとってもしゃーない。なんにもおもしろいことない」と嘆く。孫は返す言葉を持たない。毎度のことだ。

連れ合いは26年も前に逝ってしまっている。孫や曾孫たちとは盆正月くらいにしか会えない。もう目が見えなくなってきているから本も読めず、内輪話とユーチューブ動画を垂れ流すだけのテレビは絶望的につまらない。これといった趣味もなく、好きだった畑仕事も旅行も、足が悪くなってやめてしまった。そしてダメ押しするかのように〝究極の退屈〟コロナ禍が起きた。

祖母は昔、元気で忙しかった。クリーニング取次店と裁縫業を営みながら、家事をこなし、ゴリラのような体型で喧嘩とギャンブルに明け暮れる祖父と、一瞬も目を離せない子猿のような孫に手を焼きつつも、町内会の旅行と畑仕事を楽しんでいた。毎日がヘトヘトだったはずだ。つまり祖母は、良くも悪くも退屈ではなかった。

退屈は人を殺す。どこかで聞いたことのある言葉だが、その通りかもしれない。人は罪を犯すと牢獄へぶちこまれる。鉄格子の中には、無機質な壁と布団と便器しかない。私は長い間、牢獄というのは（孤独を強いて、反省を促す場所）だと思っていた。その認識は間違っていないだろう。一方で牢獄は〝退屈という苦痛〟を与え続ける場所でもあるのではないか。あらゆる人間関係、仕事、恋愛、趣味、娯楽などの〝日常的な自由〟を奪われ、ひたすら壁と天井を見続ける生活。だから死刑の次に重い罰は、より長期間に及ぶ〝退屈〟とされているのではないだろうか。

「まーた、つまんなそうな顔してよぉ」

「つまらん。なんにもおもしろいことない！　生きとってもしゃーない！」

「んなこと言うなよ」

「もう、すぐに出るんか？」

「いや、今日中に東京へ着けばええ。コーヒー飲みてぇ」

「はいはい」

祖母は戸棚に手を伸ばした。ネスカフェゴールドブレンドの瓶の隣の隣に、錆びた茶筒があった。私はそれをぼんやり見ながら「あ！」と短く叫んだ。

「なんや？　大きい声出して」

「……いや、なんでもねえ」

「変な子やわ」

私は何年か前に、この錆びた茶筒に〝時限爆弾〟を仕掛けた。そのことを思い出し、思わず叫んでしまったのだ。


4年、いや5年ちかく前だったか。とにかくコロナ禍前だ。帰省して祖母の家に来た、ある晩のことだった。祖母が風呂に入っている間に、私は彼女が集めている新聞の切り抜き記事を漁っていた。するとその中に、思わず息を飲むようなものを見つけてしまったのだ。

「なんだよ、これ……」

切り抜きは〝直葬〟に関する広告だった。

『祭壇や仏壇、供花などは一切なく、火葬のみを行う葬儀です。格安7万円台より。ご相談ください』
祖母は〃格安7万円台〃の部分を赤ペンで囲っていた。
「おいおい……」
私はその切り抜きをズタズタに引き裂いてごみ箱へ捨てたかったが、人のものを勝手に処分するのは良くない、と思い留まった。かといって、元の場所へ戻すのはどうしても嫌だった。台所をキョロキョロ見渡すと、戸棚に錆びた茶筒があった。マジックで「柿のタネ」と書かれてある。開けてみると、柿の種が一粒だけ入っていた。私はしけった柿の種を捨て、代わりに切り抜きを入れ、棚に戻した。なんだか時限爆弾を仕掛けたような気分になった……。

あの日、仕掛けた時限爆弾。すっかり存在自体を忘れていた。コーヒーを淹れてくれた祖母がトイレに立った隙に、急いで中身を確かめた。切り抜きは入ったままだった。祖母は中身を見たのだろうか？　それとも気づいていないのだろうか？

祖母がトイレから戻ってくる気配を感じ、私は時限爆弾を急いで棚に戻した。

「もう行くんか？」

「せかすなよ。コーヒー飲ましてくれや」

「道が混まんうちに、帰ったほうがええんやないか？」

祖母は天邪鬼だ。寂しいからこんなふうに言うのだ。こんな馬鹿孫でも、いなくなったら寂しいのだ。思えば私は、祖母をさんざん困らせてきた、ひどい孫だった。堤防で捕まえたヘビを振り回して祖母を追いかけ回すようなワルガキだった。

「そういえば俺が、幼稚園の頃やったか。アマガエルで遊んどったら、おしっこが目に入って大変やったな！」

「あったあった！　わたし、あんたのこと、おぶって、眼科さんへ走ったもん。失明するとこやったに！」

「ばあちゃんは俺のことをおぶって、よう病院へ走ったなぁ」

「そうやに。あんた仮面ライダーのマネして、ガラスにパンチして、手首切って！」

「あと1ミリか2ミリで大動脈やったらしいな。俺をおぶったばあちゃんの背中も血だらけやった」

「わや、わや！」

〝わや〟は、めちゃくちゃという意味の、この地域の方言だ。祖母は「わや、わや」と繰り返して笑った。

「あんた、おもちゃの刀ふりまわして〝とまれー！〟言うて、電車を止めてなぁ。わたし、駅長さんに謝りっぱなしや。もう、わや、わや！」

祖母は笑った。「つまらん」が口癖の祖母が、こんなに笑っているのを久しぶりに見た。ワルガキの悪行が今やっと報われた。

彼女の大敵である退屈を殺す術を、私は持っていない。昔話でしか笑わせられないのが悔しい。欲しいのは今なのだ。今を感じるということ。今この瞬間、彼女が生きているということ。今この瞬間、楽しいということ。そのために、馬鹿孫に一体何ができるだろう。昔話じゃなく、今の話がいい。

「そういえば、ずっと取材してきた先生がよぉ」

「ああ、船附のお医者さんか」

「院長さんや。がんの患者さんを診とるんやけどな」

「がんの人をか。えらいもんやな」

「先生自身も、昔、がんにかかってな」

「あれあれ」

「だから、がんの患者さんの気持ちがようわかるんや」

「そらそうや。自分がなったらな」

「それでな。がんの人は、甘いもんを控えたほうがええらしいんや」

「甘いもんはあかんか」

「患者さんたちにも、甘いもんはひかえてくださいね、って指導するわけや」

「うん」

「この前よぉ。取材が終わったあとに、先生とコンビニ寄ったんや」

「うん」

「先生、アイス食べとるんや！」

「アイスぅ？」

「甘いもん控えてくださいねー、って患者さんに言うてよ。自分もがんになったことがあるのにや。アイス食っとるんや！　アイスを！　食っとるやん！」

「ひゃひゃひゃひゃひゃ！」

「アイス食べてよう。そのあと、俺になんて言ったと思う？」

「なんや？」

「アイス食べたこと、秘密にしてくださいねって！」

「ひゃひゃひゃひゃひゃ！」

「医者も人の子よ！」

「そのくらい、ゆるしたれ」

「先生、立派な口ひげが生えとるんだけどよ」

「ひげか」

「アイス食べたこと、秘密にしてくださいって言うんだけどよ。ひげにアイスがついとるんよ！　アイスが、ここに！　アイスが!!」

「んが——ひゃひゃひゃひゃひゃ！　あーおかしっ！　あーおかしっ！」

祖母は笑いすぎて涙をぬぐっていた。


「睡眠。食事。運動。加温。笑い。どれも欠かせませんけど、五か条の中でも一番大事なのは、笑いかもしれません。笑いはどんな治療よりも効果があると思っています」と船戸は言っていた。船戸が出した処方箋は、祖母をこんなにも元気にした。確かに効くすごい。


笑いがおさまった頃、祖母は言った。

「ええ先生か？」

私は即答した。

「ええ先生や」

「ほうか」

「ばあちゃんの看取りには、ええ先生が来てくれるで、安心せえ」

私はこの一言を祖母へ言うために、船戸崇史というひとりの医師と向き合ってきたのかもしれないと思った。この一言のための、3年半だったのかもしれない。

「じゃあ明日、看取りに来てもらうかねぇ」

「いや、忙しい先生やでな。来てくれるのは12年後くらいやろ」

「12年後ぉ？　97、98、99……」

「ひゃーく！　ひゃくいち！　ひゃくに！　ひゃくさ……」

「そんなに待てんわ！」

二人で笑った。

「じゃあ、そろそろ行くわ」

「運転、気を付けなあかん。あんたは飛ばす」

「わかっとる。もう飛ばしたりせん」

私は部屋を出る時、棚の上にある錆びた茶筒をちらと見た。仕掛けられた時限爆弾がいつ爆発しても、私は笑顔でいようと思った。うまく笑えなかったら、せめて泣き笑いでもいいから。

窓灯り

祖母にしばしの別れを告げ、私は帰京の途に就いた。ニーゴッパを走りだすとすぐ、祖父が逝った地点にさしかかった。私には残念ながら霊感のようなものがまったくない。だからいつも祖父との会話は一方通行だ。（ばあちゃん。さっき、めちゃくちゃ笑っとったぞ。早くそっちへ行きたいらしいから、最期は俺が笑い死にさせてやるわ。まぁ、もうしばらく待っとってくれや。いずれ必ずそっちへ行くでよ）。祖父が笑っているのか、怒っているのかはわからないが、私は一方的に告げた。

養老町に入ると、助手席側の車窓をチラと見た。洒落た山荘のようなクリニック。駐車場は今日もびっちりだ。

船戸は今この瞬間も、外来の患者さんと診察室で笑っているんだろう。午後からは中山の運転するプリウスで、ニーゴッパを行ったり来たりするんだろう。

コンビニの前を通り過ぎた。口ひげについたアイスを思い出し、私は思わず吹き出した。笑った後、ふと気が付いた。父と祖母が死線を彷徨い、祖父が逝ったニーゴッパ。車で走るたびに、胸の奥にかすかな痛みを覚えていた道の上で、私は笑っているではないか。3年半前、笑顔の医者をあれだけ警戒していたのに、すっかりスマイルウイルスに感染してしまったようだ。

大垣インターから名神高速に乗り、小牧ジャンクションから東名高速に入った頃、私はすでに暗記していた船戸の言葉を思い出していた。

「がん患者さんはよく〝生きるか死ぬか〟と考えます。でも考えてみてください。これはおかしな選択です。確かに、がんが治らなかったら死にます。でも、がんが治ってもいずれ死にます。人間は絶対に死ぬんです。死ななかった人は歴史上ひとりもいません。死亡率は100%です。だから〝生きるか死ぬか〟なんて選択はない。あるとしたら〝どう生きるか〟という選択しかないんです」

時代や状況によっていくらでも変わる事実に身を委ねるより、数少ない絶対的な真実を噛みしめたほうが、人生はより味わい深いものになるのではないか。

船戸の言葉を思い出しながら、そんなことを取り留めもなく考えていると、車は新東名に入った。雲行きが急に怪しくなってきて、遠雷が聞こえた。私は浜松のサービスエリアで休憩をとった。東京まではまだまだ遠い。眠気覚ましにブラックコーヒーでも飲むか。ふと思い出して、ポケットからポチ袋を取り出した。金は使ってこそだよな、ばあちゃん。ありがたく使わしてもらうぞ。千円だった。

私は売店で、妻が好きな、うなぎの骨のお菓子を土産として買い、ブラックコーヒーを片手に車へ戻った。駐車場を横切っていると、雫が頬を濡らした。ああ、降ってきたか。

走れば走るほど雨脚は強まっていった。岐阜も降っているのだろうか。ワイパーの向こうに、いろんな人たちの顔が浮かんでは消えた。雨音は拍手に似ている。一生懸命に今を生きる人々を、生き抜いた人々を称えている。

このまま事故なく、無事に帰宅することができれば、私は幸せだ。かわいがっている犬と猫を撫でられたら、もっと幸せだ。うなぎの骨のお菓子をつまみに、かみさんと晩酌できたら、もっともっと幸せだ。

人は、生きるためだけに生きることはできない。これからは日常の中に、小さな幸せをひとつひとつ見つけていこう。悩み事はあるけれど、失敗ばかりしてるけど、小さな幸せをひとつひとつ拾い上げて、笑って、噛みしめて生きていこう。明日、生きている保証はないのだから。そう思い至ると、自然に笑みがこぼれた。

高速を降りる頃、雨脚はさらに強まった。我が家が見えてきた。外は本降りだ。でも窓灯りが漏れている。

あとがき

子供の頃、逃げても逃げても太陽は追いかけてきた。心筋梗塞で父が倒れた時、まるで死神が父を追いかけ回しているような恐怖を覚えた。

真実を知れば、目の前の風景はガラリと変わる。大人になると太陽は追いかけてこなくなったし、死神が追いかけるまでもなく人は誰しも必ず死ぬこともわかった。

この本の取材をしていた2020〜2023年の大半は、世界中がコロナに振り回された時代だった。連日の報道は、病と死を可視化した。「人が亡くなるということは特別なことではない、当たり前のこと」という意識を多くの人が持ったかもしれない。でもやはり、重い病を患っているわけではない世の中の多くの人にとっては、どこか他人事であったのかもしれない。

実際には、人はみな生と死の瀬戸際を日々歩き続けている。いや、生まれた瞬間から、絶対に逃れられない死に向かって、みな歩いている。いつ病気になるかわからない。いつ怪我をするか、いつ事故にあうかわからない。突然死だって天災だって犯罪だってある……そうはいっても明日死ぬわけじゃない、1ヵ月後、半年後、1年後に死ぬこともまずない、とみんなやっぱりそう思っている。私もそうだ。でも、私はほんの少しだけかもしれないけれど、意識が変わった。

取材を通して、本当の意味で、真実を噛みしめている人たちに出逢った。命の瀬戸際にいる人たちは、1日1日をかけがえのない時間として生きていた。字面にすると陳腐になってしまうのが悔しい。でも私は患者さんたちと、そのご家族の、やさしく美しい笑顔を目の当たりにしてきた。今日1日、今この瞬間、生きていることは決して当たり前のことなんかじゃない。それはとても奇跡的なことで、とても有難いことなんだよ。それを忘れないでね。字面にすると陳腐な真実を、胸の奥に押し込んでいただいた。

でも私は、胸の奥深くに押し込んでいただいた真実を、日々、きっと忘れていくだろう。満員電車に揺られ、仕事に遅刻し、たまにやる洗い物で皿を割ってかみさんに怒られ、スマホをひっきりなしに触り、下品な漫画で笑い、映画でうっかり涙を流し、机の角で足の小指を打ち、ご飯をおかわりし、思い出したように腹筋し、いびきをかいて眠り、朝に目が覚めるたび、胸の奥深くに押し込んでいただいた真実は色褪せ、薄まり、消えそうになっていくのだろう。

でも、たまには思い出したい。思い出すためには、人を想えばいい。自分のことはいい加減でも、大切な人のことを大切にしようと思えば、その人の命を、生きている時間を尊重したくなる。そんなことを船戸崇史という医師は、教えてくれた気がする。

作中にお名前は登場されませんが、実に多くの方々に協力いただきました。森田義和さん、守屋教子さん、星野洋子さん、水野泰子さんをはじめ、さまざまな方に示唆をいただきました。この場を借りて厚く御礼申し上げます。

そしてこの本を最後まで読んでいただいた皆様、ありがとうございました。さようなら。また逢いましょう。

私が祖母にかけるべき言葉は「長生きしてくれ」ではない。馬鹿話をして二人で大笑いすることだ。

もうすぐ原稿を書き終わる。忙しいという言い訳をごみ箱に突っ込んで、会いに行こう。来月？　いや少しでも早く。

2023年　灼熱の9月　アイスを食べながら

中　大輔

中　大輔　Daisuke Naka
岐阜県生まれ。 岐阜県海津郡学校組合立南濃中学校、大垣日本大学高等学校卒業。2014年『延長50回の絆 中京vs崇徳 球史に刻まれた死闘の全貌』（竹書房）で作家デビュー。著書に『たった17人の甲子園～背番号18が支えた小豆島高校、奇跡の快進撃～』（竹書房）、『永遠の野球少年～古希野球に命を懸ける70代の“球児”たち～』（竹書房）、『がんが食事で消えた! 代替療法否定論者の私を変えたがん患者への取材記録』（ユサブル）がある。

生きとってもしゃーないと、つぶやく
96歳のばあちゃんを大笑いさせたお医者さん

2024年1月23日　初版第一刷発行

著者　中　大輔
発行人　松本卓也
発行所　株式会社ユサブル
〒103-0014　東京都中央区日本橋蛎殻町2-13-5
電話：03（3527）3669
ユサブルホームページ：http://yusabul.com/
印刷所　株式会社光邦

ISBN978-4-909249-55-5
定価はカバーに表示してあります。
落丁・乱丁はお手数ですが、当社までお問い合わせください。